チョコレートダイエット

楠田枝里子

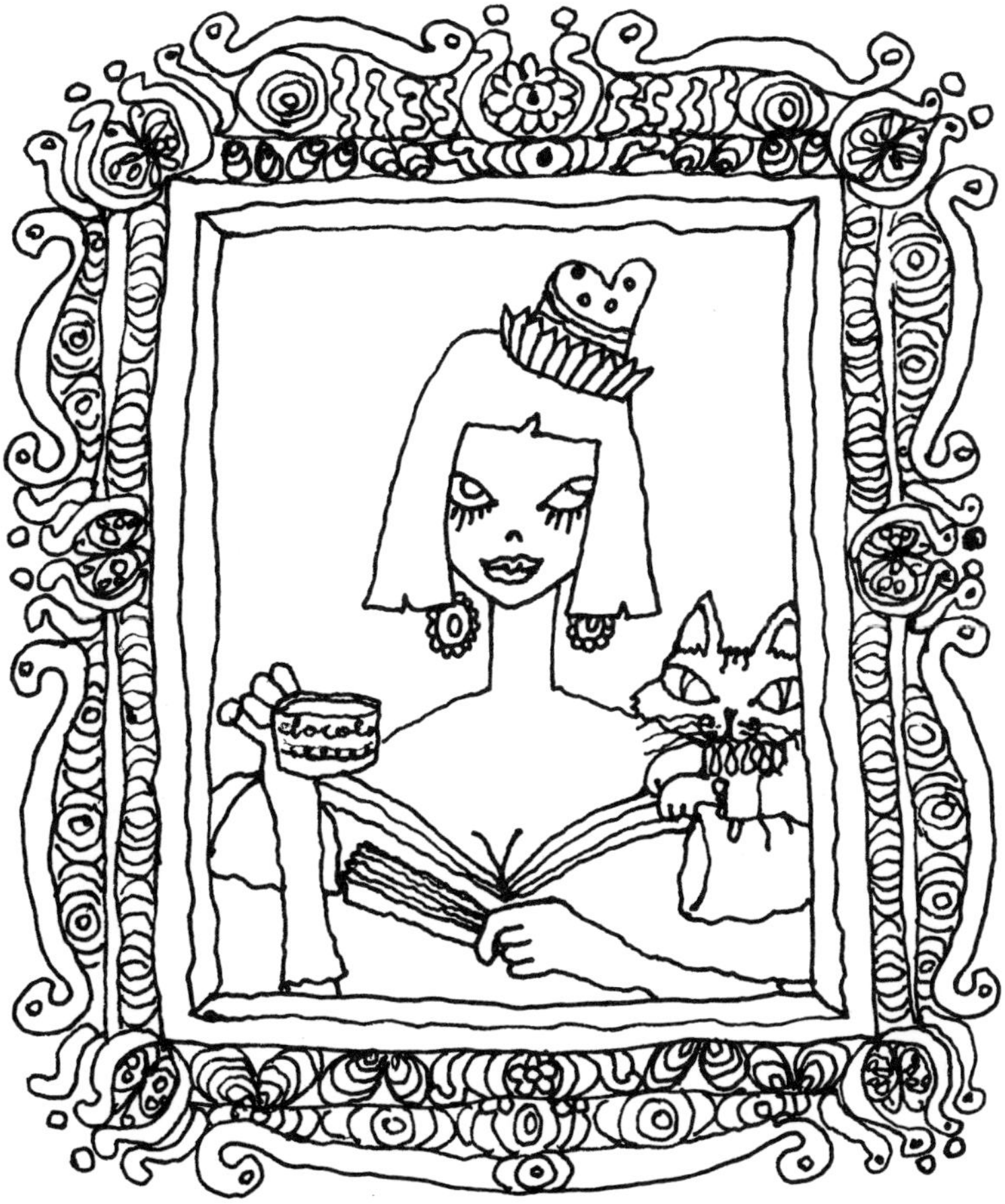

協力　安田和人（帝京大学医学部名誉教授）

チョコレート・ダイエット　目次

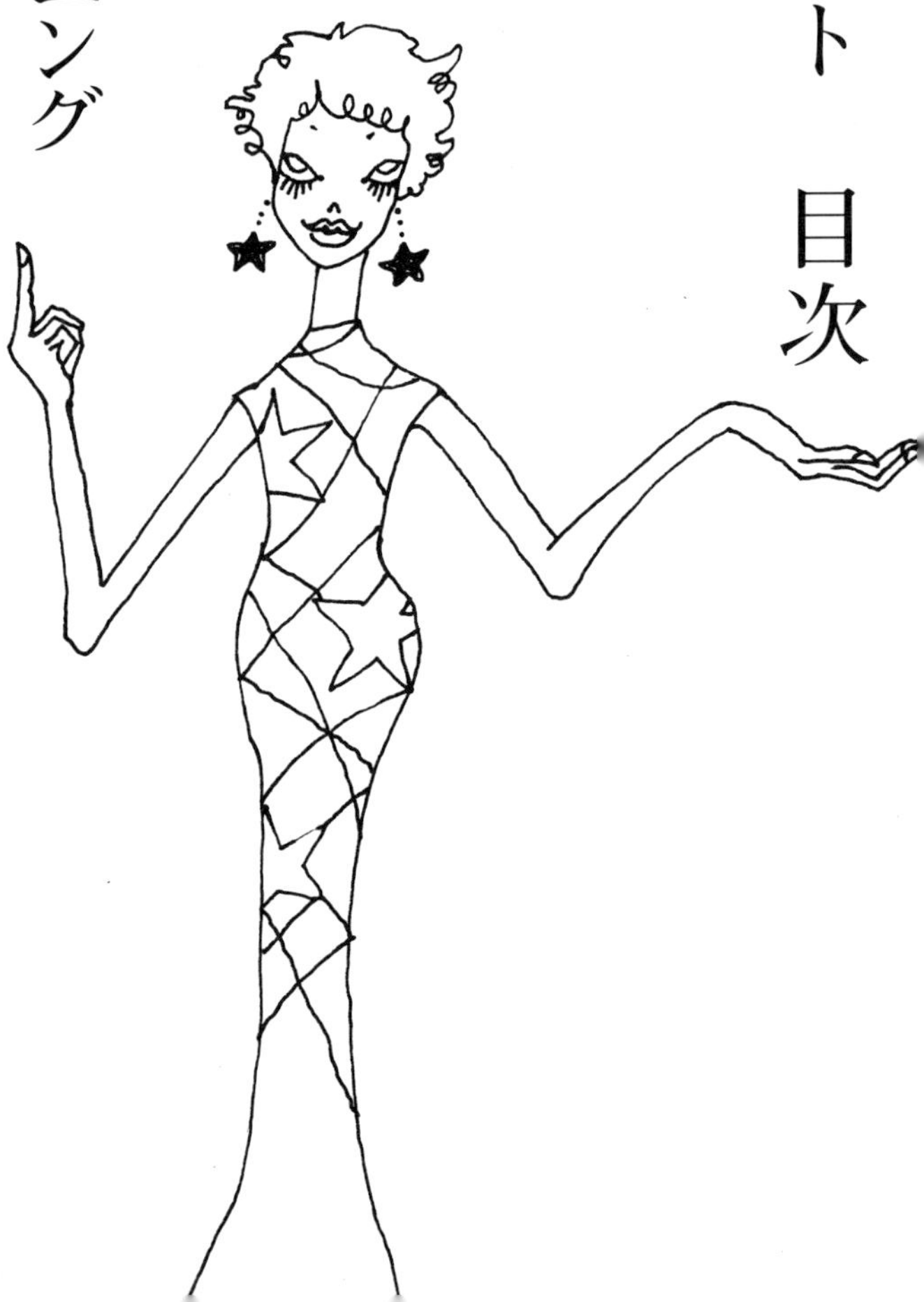

3 チョコレート・ダイエット、成功への道

イラスト＝カオルコ　ブックデザイン＝古平正義（FLAME）　写真撮影＝永田忠彦

1

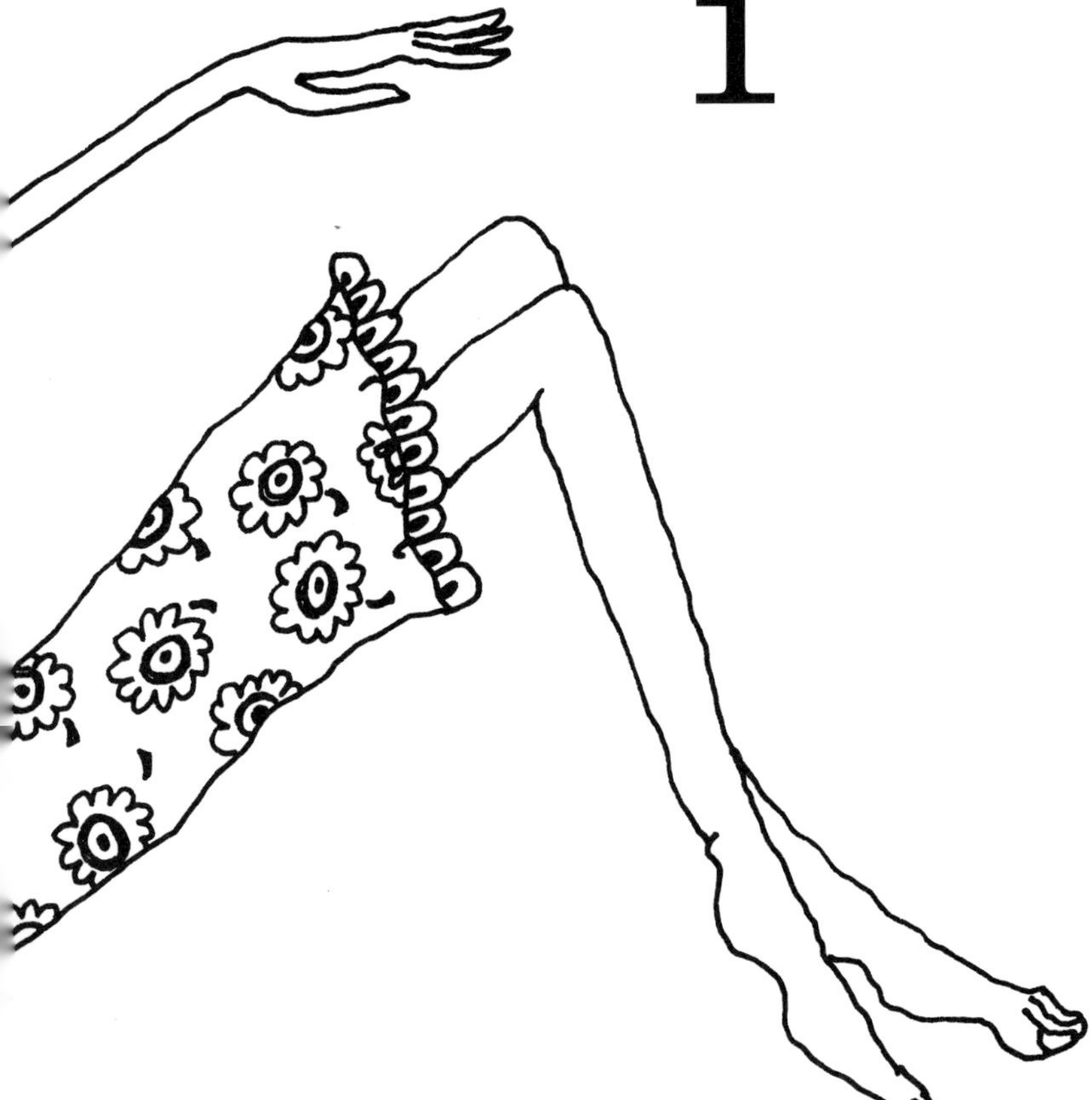

オープニング

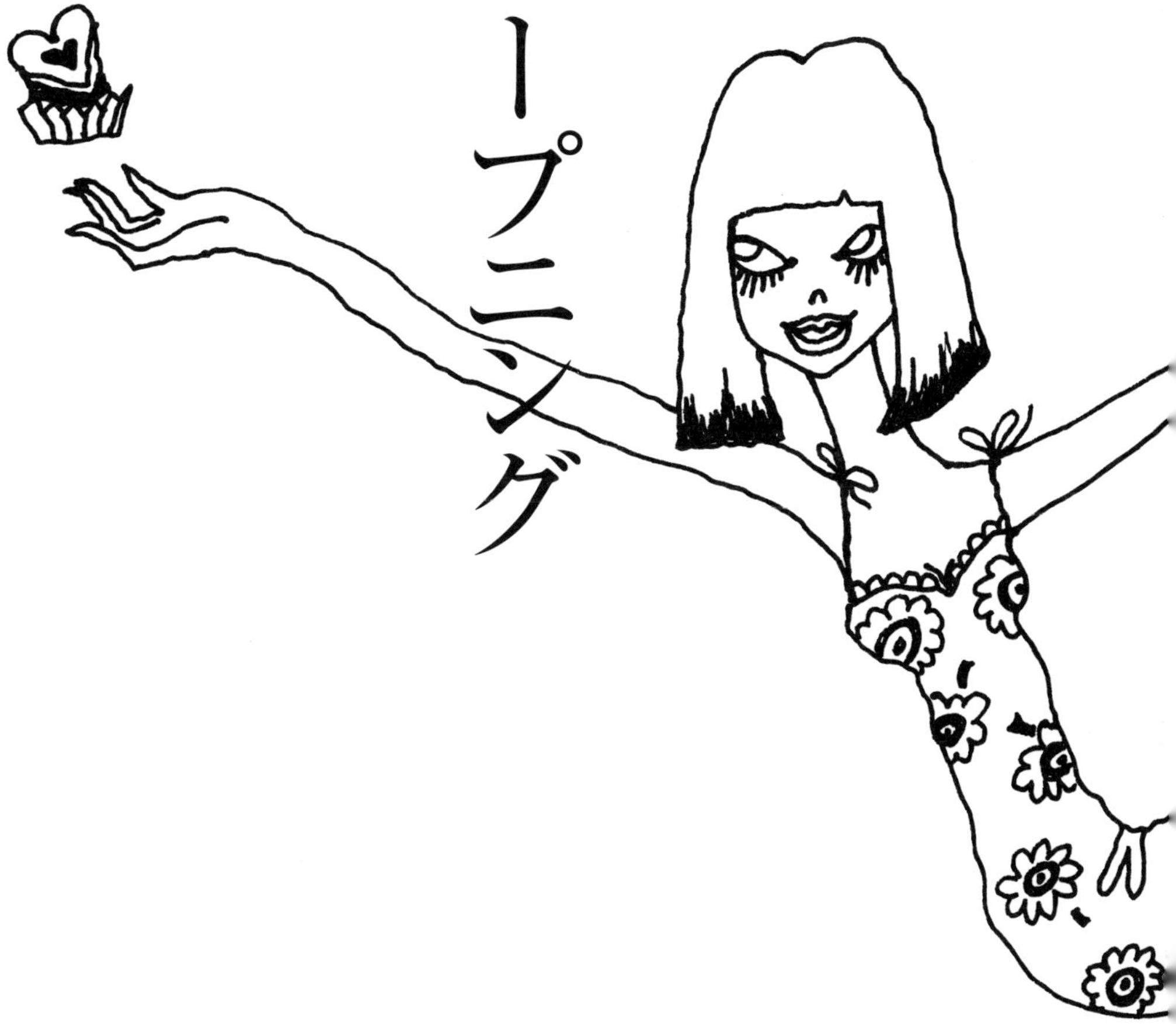

たっぷりの黒トリュフの香りに酔ってしまう、ゴージャス・チョコ。スパイスのピリリッときいた、刺激的なガナッシュ。アーモンドの香ばしさが、口で弾《はじ》けるプラリネ。通《つう》好みの、風格あるブラック・・・。テーブルの上ではいつも、とりどりのチョコレートが私を魅惑しています。

風薫る5月、ドイツでは、テントウムシやマイ・ケーファー（5月の虫）と呼ばれる、おちゃめなムシの形のチョコレートが、町中に溢《あふ》れます。お菓子屋さんだけでなく、デパートにも、ブティックのショーウィンドウにも、あらゆる場所に。この時期、春を告げるムシたちは、ラッキー・シンボルなのです。ライジーファーという老舗銘菓店で、チョコレートのケーファーを手に入れるのが、私の毎年の楽しみなんですよ。

ザッハー・トルテというチョコレート・ケーキに魅せられて、本場オーストリア、ウィーンにも飛びました。本家カフェ・ザッハーで、毎日長々と過ごした、甘い時間。光輝くすべすべのチョコのマントは、フォークを当てると心地よく弾んで、しっとりと風味豊かなチョコレートのスポンジへと、私を誘います。風にただよう綿毛のように軽～い口当たりの生クリームとともにいただく、その幸せといったら！

チューリッヒのチョコレート専門店で、「24時間以内にお召し上がりください」と賞味期限の書かれた生チョコを見つけたときには、嬉しくて踊ってしまいました。口に入れたとたん、夢のようにとろーりとろけ、体中に限りなく快感が広がって、天にも上る気分。朝一番でチョコを買い、急いで飛行機に乗って帰国して、ぎりぎり24時間です。私は東京の友人に国際電話をかけまくり、成田空港の到着ロビーで、その至福の味わいを分ち合ったのでした。

イタリアを旅したら、やっぱり、キキンジェ・コン・チョコラータを探さずにいられません。つやつや立派なほおずきを、チョコですっぽりくるんだお菓子で、フレッシュ・フルーツの瑞々《みずみず》しさと、極上のチョコレートが見事にマッチした逸品。私、10個でも20個でも、いっぺんに食べてしまう。特に、ミラノ、モンテナポレオーネ通りのカフェ・コーヴァのキキンジェ・コン・チョコラータは、絶品ですよ。

おっと、失礼。

実は私、この世の中で最も好きな食べ物が、チョコレートなんです。物心ついたころから今日に至るまで、チョコを食べなかった日はありません。どんなに忙しくても、海外を回っているときも、ええ、毎日欠かさず、なんです。

「あれー、これって、ダイエットの本じゃなかったっけ？」

と思わず声をあげてしまった方も、たくさんいらっしゃるでしょう。

そうです。これから皆さんに、私のスーパー・ダイエット法を、お教えしようと思います。

え？　チョコレートは、ダイエットの大敵なんじゃないか、って？　とんでもない。
チョコレートこそ、ダイエットの救世主なのです！

そのカカオ豆が、16世紀に、メキシコからヨーロッパ、スペインへと運ばれ、やがて私たちの愛するチョコレートとなるわけです。

カカオは、18世紀、かの有名な植物学者リンネによって、「テオブロマ・カカオ」という学名を与えられました。これはね、「神様の食べ物」っていう意味。最高の名前ですね。どうしてか、って？　皆さんもこの本を読み終わったら、「うん、確かに神様の食べ物だ」って納得していただけるはずです。

ちなみに、リンネも、チョコレートは大好物だったそうですよ。

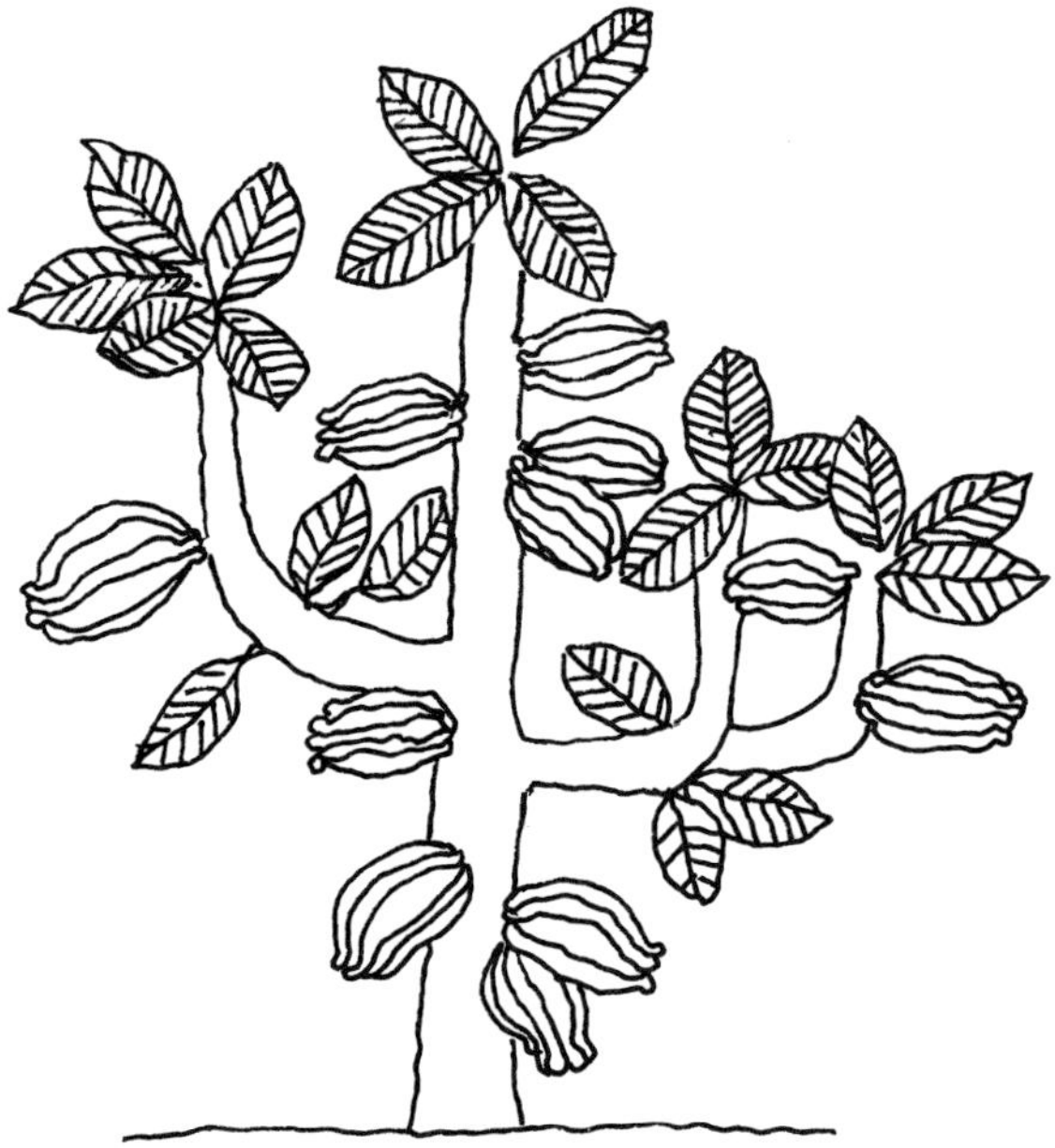

チョコレートは、不思議植物から生まれた

チョコレートは、カカオの樹の実のなかにある、カカオ豆から作られます。

このカカオというのが、実に不思議な植物なのです。

背の高い樹で、野生だと10メートル以上にもなるそうです。

普通の木って、太い幹があって、そこから枝が出ていて、さらにそこから細い枝が伸びて、その先に花が咲き、実を結ぶでしょう？　ところが！　カカオときたら、幹にも、太い枝にも、どこにも、ラグビーボールみたいな実が、ごろんごろんと付いちゃうの。勿論《もちろん》花も、白とか薄いピンクの小さなのがどっさり、幹や太い枝のあちこちに、房をなして咲いているんですって。

カカオの実の直径は6～15センチ、長さは15センチから、40センチになることも。最初は緑色だけれど、やがて黄色に、オレンジに、それから赤褐色、紫にと変わっていきます。だからね、カカオの樹って、いろんな色に飾られて、すごく面白いんですよね。まるで、絵本に出てくる魔法の木。

実の外側の堅い殻を割ってみると、中には白い種皮があり、それに包まれて、20～50個の豆が入っています。

原産地は、中南米の高地、紀元前のマヤやアステカといった文化が花開いた一帯。う～ん、これだけでも、ミステリアスな植物だ、って思いますよね。3000年以上も前に、カカオが使用されていたあとが、マヤ文明の遺跡から発見されてもいます。

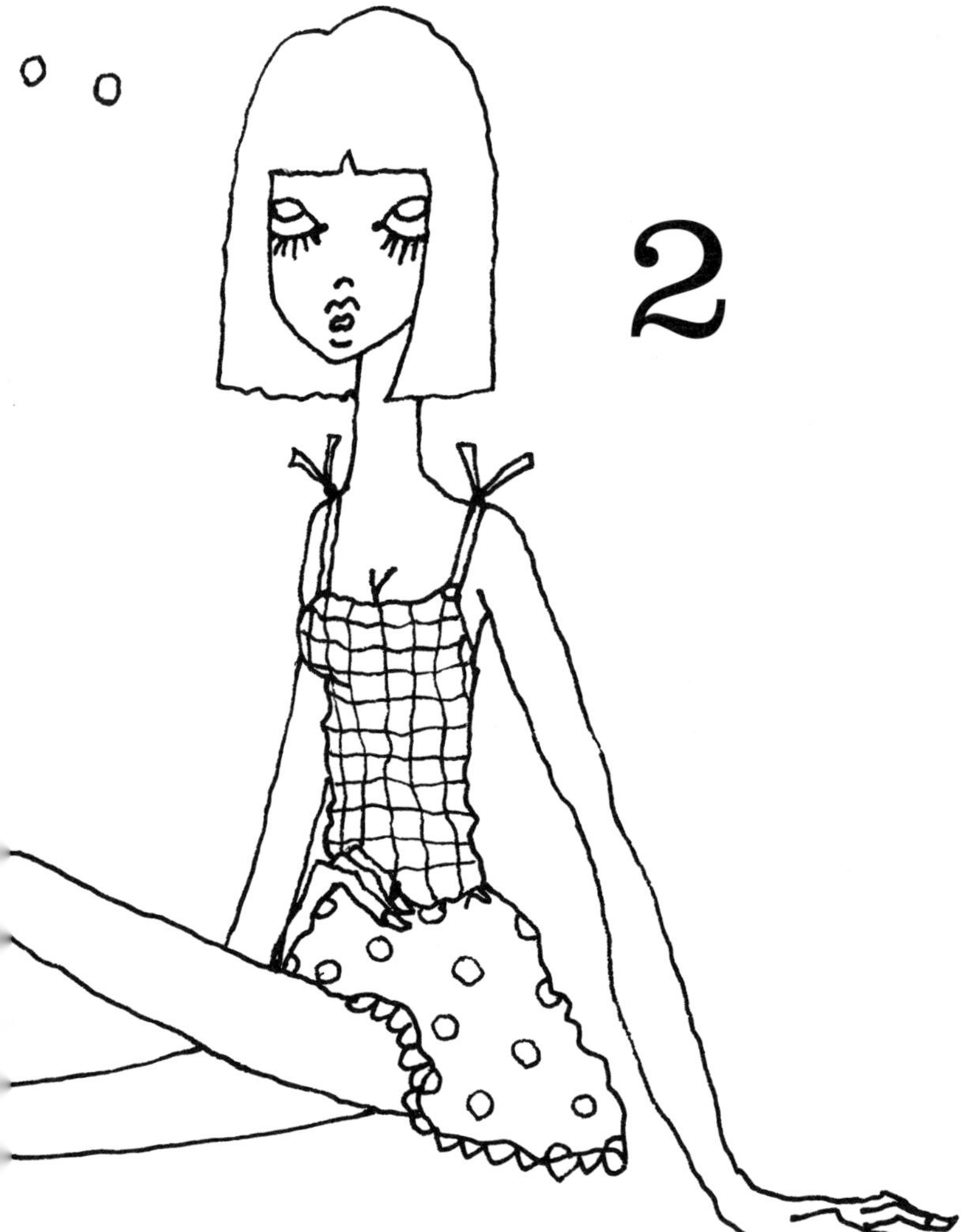

2

究極のダイエット

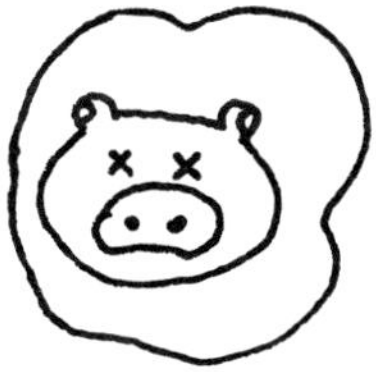

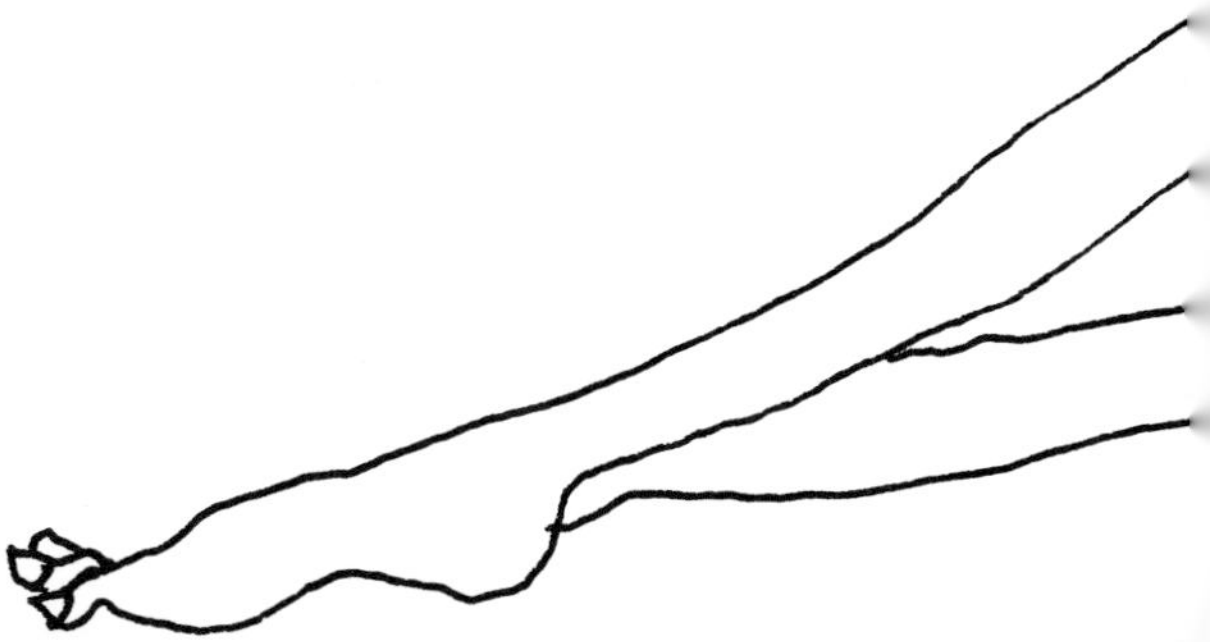

太っちゃった！

年末年始の休暇を、私はベルリンとミラノにいて、のらくらと遊び呆《ほう》けていました。

大晦日《おおみそか》、空いっぱいに打ち上げられた花火に歓声をあげながら、友人宅で、朝までパーティ。サーカス・テントの中でフルコース・ディナーをいただくエンターテイメント・レストランやら、真っ暗闇の中、盲人のサービスで手探りで料理を楽しむ暗闇レストランなど、食事ひとつとっても、さすが、ベルリンには刺激的なスポットが目白押し。あまりに面白くて、連日連夜、話題の場所を訪ね歩きました。

さらに、食の本場イタリア、ミラノに飛んで、評判のレストランを次々回りました。いやあ、1日中具合が悪くなるほど食べていた・・・もうダメだと思っても、美味《おい》しいから、食べるのを止《や》められない・・・そんな毎日だったのです。まさに、暴飲暴食の限りを

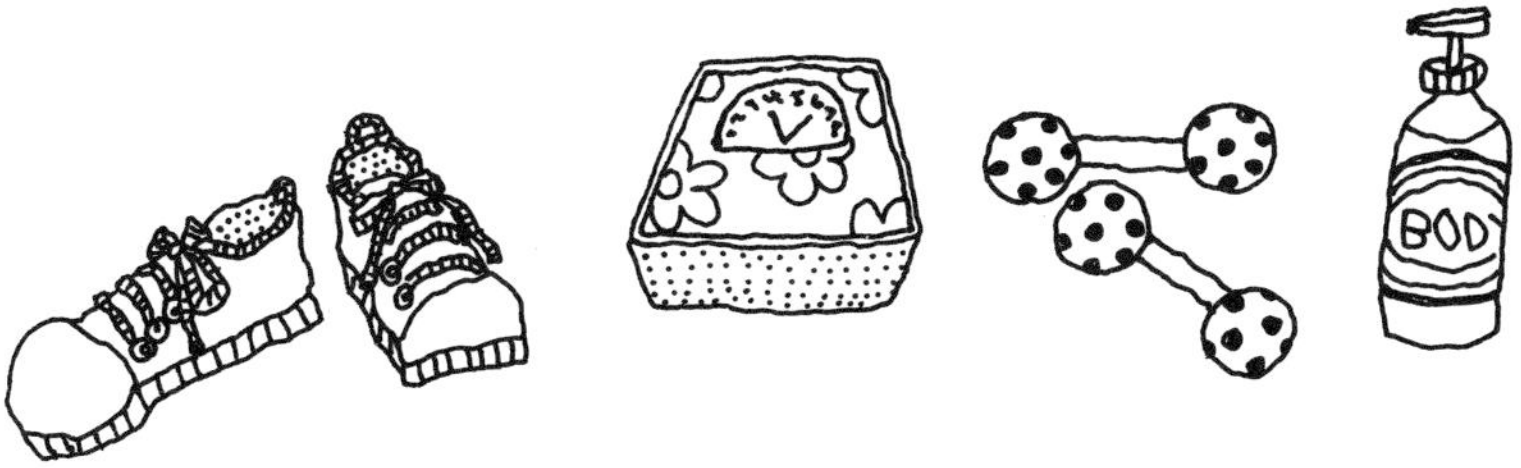

尽くしていましたね。

当然のことながら、こんな生活、体にいいはずがありません。

帰国して計ってみると、なんと体重が、私の人生のなかで最も重い、59キロに跳ね上がってしまっていたのです。あと一歩で、大台に乗ってしまう！　これまで、ほとんど体重の増減などなく、プラスマイナス1キロの範囲内で収まっていたのに、この変化はショックです。顔はたるんでいるし、とにかく体が重い、だるい、眠い、動きが鈍くなっている・・・これは大事件と、私は生まれて初めて、ダイエットに挑戦したのでした。

しかし、怠け者の私のこと。一生懸命努力するのは嫌いだし、続くはずがない。無茶を重ねて体調を崩してしまっては、元も子もない。仕事に全力投球できる体力も保持しなければならないし、人前に出るのに、肌が荒れたり疲れていては困ります。

というわけで、私は、
①極端なことをしない

②食事も楽しく
③生き生き元気でいられる
④無理な運動もしなくていい

なんていう、とんでもなく勝手な楽チン・ダイエットを始めたのでした。

そして、その結果、体重の増減のほとんどなかった以前の食生活が、実は、理想的なダイエットであったことを、確信したのですね。

理想のダイエット

私が小さいころ、母は栄養学の講師をしていました。何事にも寛容で優しい母でしたが、料理がじょうずで、食べることにだけは厳しかったのを覚えています。夕食で私が好き嫌いをすると、

「エリコちゃん、あなたは朝から、何と何と何を食べました。だから、たんぱく質、脂肪、炭水化物、ビタミンA、B1、B2までは摂《と》れ

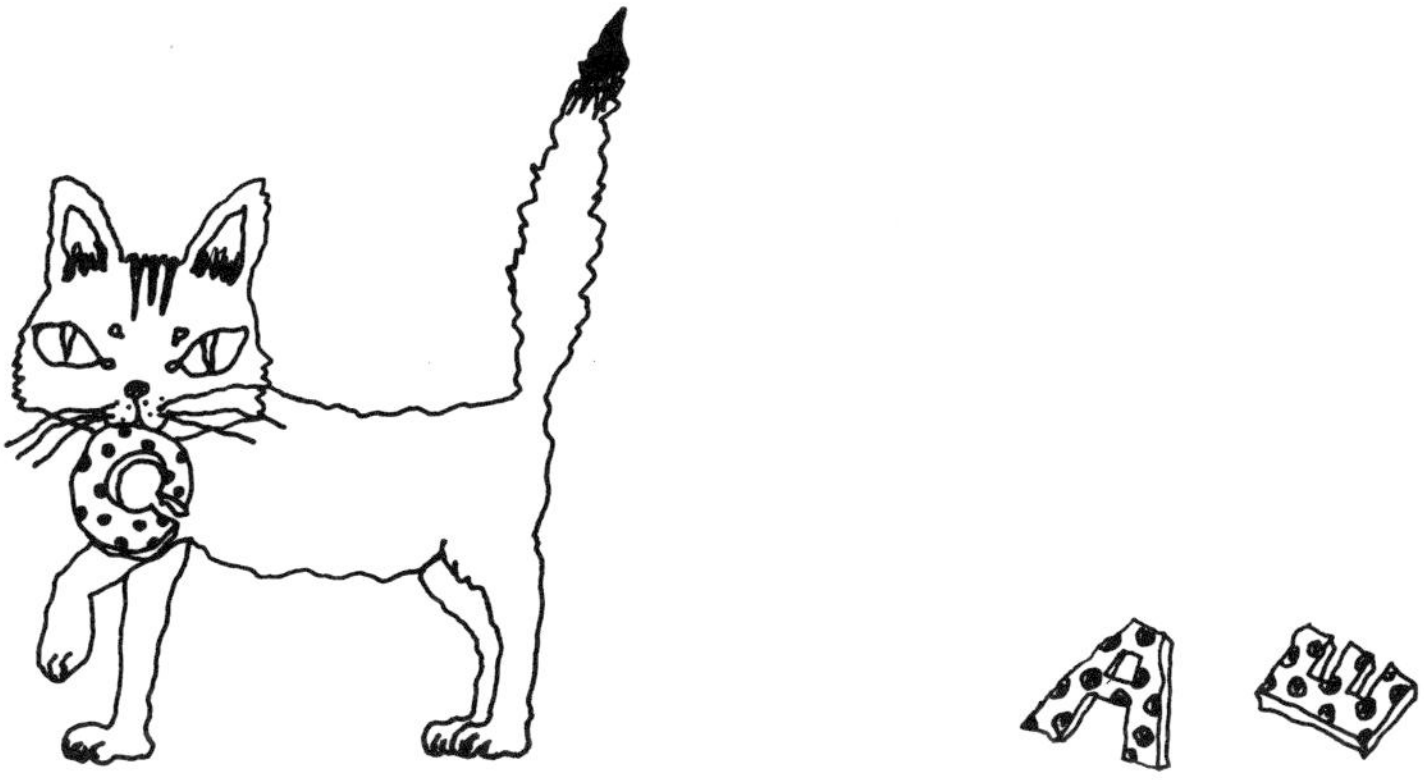

ているけど、Cが20㎎足りない。だから、どうしても、これを食べなきゃダメなの」

と、きちんと説明した人だったんですね。

感情的に叱られれば、こちらも反抗するけれど、冷静に説明されると、子供でも逆らうことは難しいもの。

「そうか〜。20㎎かあ・・・」

と、イヤなものでも食べざるをえない状況だったのです。

どうしても、生理的に食べられないものがあると、母は代替案を出してくれました。

「じゃあ、かわりにコレで、C20㎎を補いましょう」

って感じです。

そうこうするうちに、理由のない好き嫌いはなくなりましたね。

こんなことが毎日でしたから、知らず知らずのうちに、「1日に必要な栄養分は、その日のうちにきちんと摂る」というのが、習慣になりました。いちいち栄養計算をしたわけではありません。なん

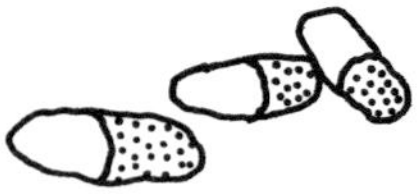

となく、こういうものがこのくらい必要だな、これが少し足りないな、と体でわかるようになったのです。

上京して、ひとり暮らしを始めたときも、そうした経験が、大きくモノを言うようになりました。今でもそうですが、毎日夕飯を考えるとき、自然に、その日朝から食べたものを思い浮かべ、不足している栄養素を補えるお料理を選ぶようにしています。自宅で自分で作るときも、外食するときも。ごく自然に、そうしているんですね。

でも、朝から晩まで外で仕事に追われて、食べ物の選択肢も少なく、どうしても全ての栄養素を摂取することのできない場合だってありますよね。そういうときは、仕方がありません、奥の手を使います。足りないと思われる栄養素は、サプリメントで補って、1日の終わりに帳尻を合わせるようにするのです。不足したままで寝るのは、気持ち悪いですもの。だから、うちには、一通りのサプリメントが揃《そろ》っていますよ。

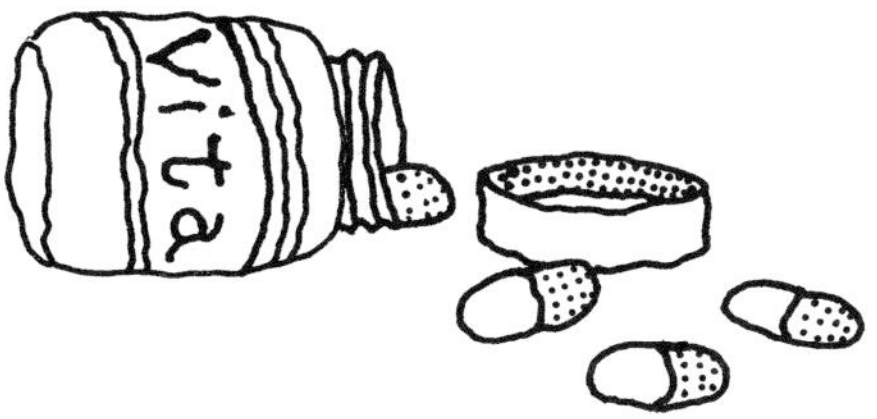

あんまり大きな声では言いたくないんですけど（笑）、私はもう50歳を過ぎてしまいました。日本ではとかく「いい歳《とし》をして」とか「年《とし》甲《が》斐《い》もない」とか言われ、何かというと年齢によって制約を受けたり、色眼鏡で見られたりするでしょ。意味のないつまらないこと、特に女性に対しては、失礼ですよね。私は、幾つになっても関係ない、いつも自由に遊んでいたいから、実際のところ、年齢などすっかり忘れているんです。

ま、それはともかく、改めて振り返ってみると、これまでずっと、私は病気らしい病気をしたことがありません。風邪も、もう何年も引いていないんです。まだ、花粉症にもなっていない。（そそっかしいので、怪我はしょっちゅうなんですけどね。）ありがたいことに、いつも元気で、楽しく仕事を続けさせていただいています。

仕事柄、生活は不規則で、睡眠不足もしょっちゅうだし、ほとん

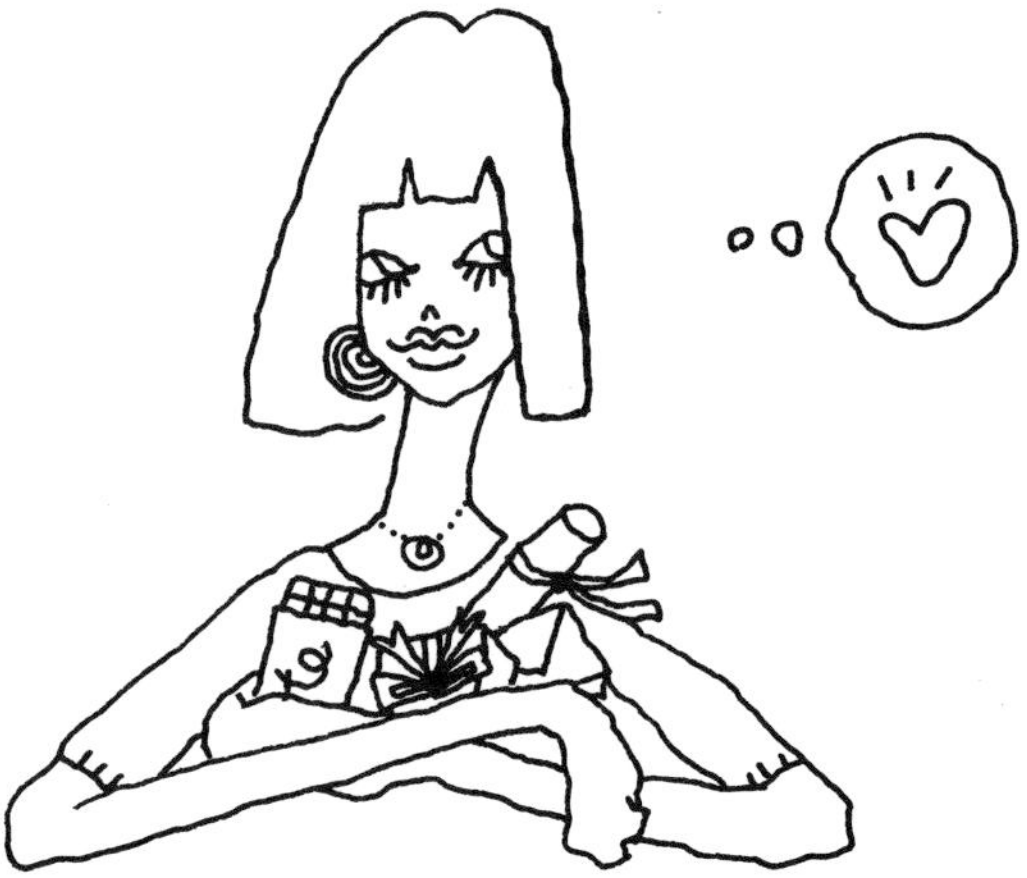

ど運動もしていません。（一度、スポーツクラブに入ったのですが、3年に1回しか行けず、これではもったいないと、止めてしまいました、トホホ。）
それにもかかわらず、こうしてずっと健康でいられるのは、子供のころ自然に身に付けた、食生活の基本のおかげと、母には心から感謝しています。
そして、このダイエットは、小学生の私ができたように、誰でも、簡単に、実践できるのです。そう、勿論《もちろん》あなたにも！

余談になりますが、私は小さいときから、とてもトロい子で、何をするにも、他の子の何倍も時間がかかっていたんですね。当然、ご飯を食べるのも、遅い。時計とにらめっこしながら朝食を食べていて、やがて途中で箸を置いて、学校へ行こうとする私の腕を、母はむんずと捕まえて、こう言ったものでした。
「ご飯が、まだ残ってるわ」

「でも、もう出ないと間に合わないよ〜」

と私がいくら焦っても、母は平然としていました。

「今日の1時間目の授業は、あとから本を読んでおけば、わかるでしょ。でも、今日の朝ご飯は、今しか食べられないんだから、全部食べていきなさい」

なるほど、そう言われれば、そうですよねー。

で、私は納得して、のんびり朝ご飯を食べていて、毎日学校に遅刻してたんです。

うちの母って、なかなか面白いでしょう⁉

簡単、ダイエットの基礎作り

まず、皆さん、ダイエットの土台作りをしましょう。

えー、そんなの面倒だ〜、手っ取り早くチョコレート・ダイエット教えてよ、なんて言わないでくださいね。

何事にも、基本が肝心。ほら、皆さんも、お化粧するとき、まずは化粧水や乳液で、お肌を整えるでしょう。UVケアやパックもするでしょ。ベーシックなスキンケアが大切だということは、誰でも知ってますよね。いくら高価なファンデーションや流行のアイシャドウを使っても、もともとのお肌のケアができてなくて、ブツブツザラザラ荒れ放題じゃ、何をやったって台無しですもの。それどころか、荒れた肌にさらに塗りたくっていたら、状態はどんどん悪くなってしまって、人前に出られなくなりますよね。

ダイエットも、それと同じ。まずは健康な土台を作る。そうすれば、その上に重ねるダイエットのパウダーが、最大限に効果を発揮し、美しく仕上がるというものです。

26ページから29ページの、［表1］を見てください。

私たちの体に必要な栄養成分、主なものをあげてみました。その栄養分を多く含む食品と、1日の必要量も、記してあります。これ

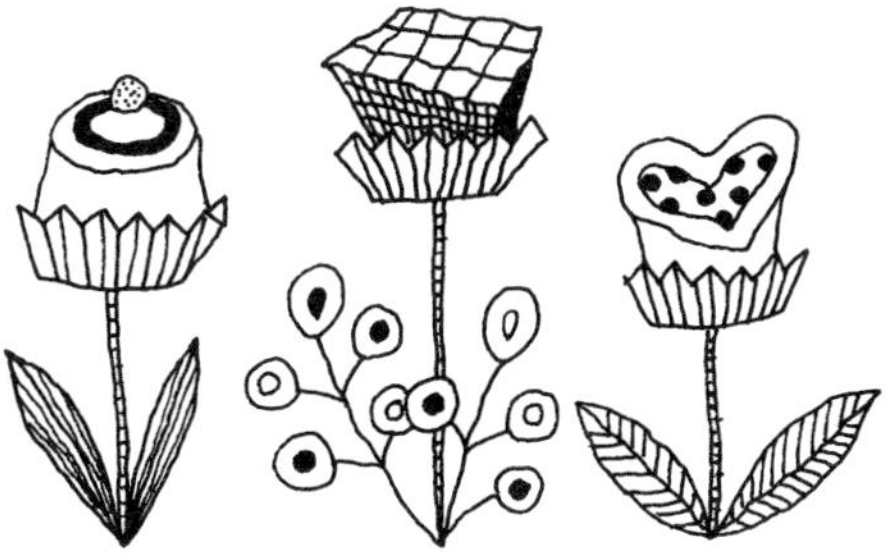

らをきちんと摂っていれば、それで、ベースのケアはおしまい。パチ、パチ、パチ。

それぞれの栄養分がどんな働きをしているか、にも注目してください。ひとつひとつ違う役割があり、どれが足りなくても、困ったことになるのです。スキンケアでいうと、フキデモノができたり、唇が荒れたりしてしまうわけですね。最悪の場合は、生命の危険にも関わってくるのです。

さらに、それぞれの栄養素は、単独で活動しているわけではなく、互いに助け合って、連携プレーをしているのですね。だから、全ての栄養素がきちんと摂れていないと、どの栄養素も、十分に力を発揮することができないというわけ。

痩《や》せたい、という人に、うんとわかりやすい例をあげましょう。カロリーの高いものを食べすぎると太る、ってことはご存じですよね。体内に入ってきた脂肪や炭水化物が蓄積してしまうと、太っちゃうわけです。ここで注目しなければならないのが、ビタミンB

	不足すると、こうなる	多く含む食品
	体力の低下。脳の働きも悪くなり、無気力で怒りっぽくなる。むくみ、貧血が起こる。	牛・豚・鶏などの肉類、魚類、卵、大豆。
	エネルギー不足となり、血管や細胞膜が弱くなり、脳出血を起こしやすくなる。	脂身の多い牛・豚肉、鶏皮、フォアグラ、生クリーム、ポテトチップス、クロワッサン。
	全身がだるく、痩せる。血糖値の低下で、脳の働きが悪くなり、意識を失うケースも。摂りすぎると、肥満や、糖尿病の誘因となる。	米、各種めん類、食パン、もち、さつまいも。
	夜盲症や視力低下など、目の機能に異常をきたす。肌荒れなど皮膚や髪のトラブル。摂りすぎると、頭痛や吐き気などの症状が出る。	鶏・豚のレバーに圧倒的に多く含まれる。他に、牛レバー、ウナギ、ホタルイカ、銀ダラ。モロヘイヤ、にんじん、かぼちゃ、春菊、ほうれんそう、ルッコラ。（脂溶性で、調理損失平均20%）
	全身疲労、精神の不安定、食欲不振、脚気、動悸、知覚鈍麻（しびれ）、肩こり、腰痛、便秘。	豚ヒレ・もも・ロース肉。ボンレスハム、鶏レバー。ウナギ、タラコ、大豆、きな粉、ごま、ピーナツ。（水溶性。熱に弱く、調理損失30%）
	口内炎、口角炎、舌炎。皮膚の炎症。目の充血。肥満。成長期の発育不全。	豚・牛・鶏レバー。ウナギ、ドジョウ、魚類。卵、乳製品。しいたけ、納豆、アーモンド。（水溶性。調理損失20%）
	湿疹などアレルギー症状。神経過敏。肌荒れ、口内炎、口角炎。手足のしびれ。足がつる。	カツオ、マグロ、サケ、サンマ。牛レバー、鶏肉、豚レバー。バナナ、赤ピーマン、プルーン。（水溶性。調理損失20%）
	悪性貧血。神経過敏、神経痛。記憶力、集中力の低下。食欲不振。	牛・鶏・豚レバー。カキ、アサリ、シジミなどの貝類。焼きのり。（水溶性。調理損失12%）

[表1] こんな栄養素が必要!

		働き	1日の必要量 成人女性（成人男性）	
たんぱく質		生命を維持していくために、なくてはならないもの。筋肉や内臓の構成成分となり、神経伝達物質を合成し、脳の働きを活発にする。	65g (65〜70g)	
脂肪		大きなエネルギー源となる。細胞膜や血液の成分となり、血圧をあげる。	エネルギーの 20〜25%	
炭水化物		血糖として体内を循環し、エネルギー源となる。グリコーゲン、あるいは中性脂肪として、体内に貯蔵される。	エネルギーの 57〜68%	
ビタミン	A	視力や皮膚、粘膜を健康に保つ。抗酸化作用があり、ガンや動脈硬化を予防する。	540μgRE (600μgRE)	
	B1	炭水化物からエネルギーを取り出すのを助ける。全身や脳、神経の疲労を防ぎ、末梢神経の機能を正常に保つ。	0.8mg (1.1mg)	
	B2	脂肪の代謝を促し、成長を促進。健康な肌や粘膜、爪、毛髪をつくる。過酸化脂質を分解し、老化やガン、生活習慣病を予防。	1.0mg (1.2mg)	
	B6	たんぱく質の代謝に不可欠。脂肪の代謝にも。免疫機能を正常にし、健康な皮膚や歯、毛髪をつくる。	1.2mg (1.6mg)	
	B12	赤血球のヘモグロビンの合成に関わり、神経の働きを正常に保つ。	2.4μg	

	不足すると、こうなる	多く含む食品
	風邪を引きやすくなる。疲労・脱力感。肌がくすみ、シミ、そばかすが増える。ガンに罹りやすくなる。貧血。アレルギー。壊血病。	グアバ、レモン、柿、いちご、赤ピーマン、黄ピーマン、菜の花、ブロッコリー、カリフラワー、じゃがいも。 （水溶性で熱に弱い。調理損失30～50%）
	骨軟化症、骨粗しょう症。骨折しやすくなる。子供の場合は、くる病に。	サケ、みがきニシン、サンマ、ウナギ。きくらげ、干ししいたけなどのキノコ類。
	冷え性、しもやけ。生活習慣病のリスクが高まる。更年期障害、肌のシミなど、老化のさまざまな症状が出やすくなる。	アーモンドなどの種実類。また、ニジマス、ウナギ、アユなどの魚類。かぼちゃ、アボカド、赤ピーマン。ひまわり油、綿実油、サフラワー油。（脂溶性で熱に強いので、油で調理するとよい。調理損失10%。ビタミンCとともに摂ると、より効果的。）
	鉄欠乏性貧血になり、動悸や息切れがする。思考力低下。疲れやすく、食欲不振、便秘、下痢、冷え性などになる。	アサリ、干しひじき。大豆、がんもどき、油揚げ、きな粉。豚・鶏レバー。 （ビタミンCと一緒に摂ると、吸収が良くなる。）
	高血圧。不整脈や心不全。食欲不振、便秘。夏バテしやすい。筋力が低下し、手足のしびれや麻痺を起こす。	刻みこんぶや乾燥わかめなどの海藻類。大豆、あずき、いんげん豆、納豆などの豆類。切り干し大根、ほうれんそう。アボカド、バナナなどのフルーツ。（水溶性で、煮汁への調理損失30%）
	骨や歯の質の低下。骨粗しょう症。神経過敏。動脈硬化や高血圧、不整脈。	干しエビ、煮干し、ドジョウ、ワカサギ。チーズやヨーグルトなどの乳製品。高野豆腐、厚揚げなどの大豆製品。 （ビタミンDやCとともに摂ると、吸収率が高い。）
	不整脈や心臓発作などの心疾患。高血圧。骨が弱くなる。うつ状態など精神の不安定。	アーモンドやごま、かぼちゃの種など、種実類。きな粉、油揚げ、納豆などの大豆製品。玄米、ライ麦パン。

		働き	1日の必要量 成人女性（成人男性）
ビタミン	C	コラーゲンの生成に不可欠で、丈夫な筋肉、血管や器官を作る。免疫力を強化し、抗ウィルス作用があり、風邪を予防。抗酸化力があり、ガンや、動脈硬化、脳卒中、心筋梗塞などを予防する。メラニン色素の生成を抑え、肌を美しくする。ストレス緩和。解毒作用。	100mg
	D	カルシウムやリンの吸収を促し、骨や歯の形成を助ける。血液中のカルシウム濃度を調整。ビタミンAを吸収しやすくする。	2.5μg
	E	活性酸素から体を守り、ガンや心筋梗塞、動脈硬化、脳卒中などの生活習慣病を予防する。血行を良くし、肩こりや頭痛、冷え性などに効果。老化を防ぎ、更年期障害の治療にも有効。	8mg (10mg)
ミネラル	鉄	赤血球のヘモグロビンの構成成分として、体中に酸素を運ぶ。肌の色つやを良くし、病気に対する抵抗力をつける。	10～12mg (10mg)
	カリウム	心臓や筋肉の機能を正常に保ち、ナトリウムを排泄して、血圧を下げる。	2000mg
	カルシウム	丈夫な骨や歯をつくる。精神を安定させ、心臓の機能を正常に保つ。	600mg (600～700mg)
	マグネシウム	骨の構成成分となり、筋肉、心筋の働きを正常に保つ。体温や血圧を調整し、精神を安定させる。ビタミンB群とともに、炭水化物や脂肪の代謝に関わる。	240～260mg (280～320mg)

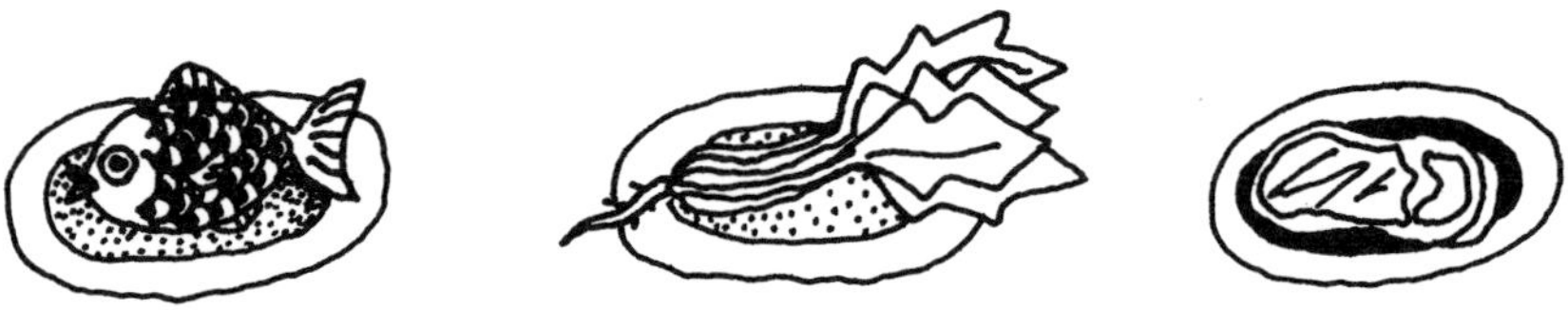

群です。炭水化物が体内で燃焼され、エネルギーとして使われるとき、ビタミンB1が必要なのです。脂肪が分解されるときには、ビタミンB2が不可欠。つまり、少し食べる量を減らしたところで、ビタミンB群が足りなければ、体内に入った炭水化物や脂肪が、きれいに処理されずに残ってしまうので、痩せるのは難しいのです。逆に、十分のビタミンB群を摂っていれば、すっきり分解されて、有効に使われ、ぶよぶよ体についたりしない、ってことになりますよね。

全ての栄養素が、こんなふうに関係し合って働いていますから、それらをバランスよく摂ることが、ベース作りの最重要ポイントとなるわけですね！

「いや、でも、困るよ〜、これ全部って言われても、いちいち計算なんかしてられないし・・・どうしていいか、わかんないよ〜」とボヤいたあなた、そうくると思ってましたよ。

さらに次の見開き［表2］を見てください。

一般的な成人女性が、1日に摂らなければならない栄養素を、食品に置き換え、おおざっぱにですが、まとめてみました。ほら、これなら、簡単でしょ？　これくらいの種類、分量を、毎日摂れるよう、食べ物を選んでいけばいいのです。

体力を使う仕事についていたり、スポーツをする人、男性の方は、これをベースにして、少し調整すればOK。表の下のアドバイスを、参考にしてくださいね。

ただし、この表はあくまでも、おおまかな平均値です。人により、これより多くの量を必要とするケースもあります。

たとえば、私の場合、仕事柄、ストレスの多い生活を送っているため、ビタミンCの必要量は、これよりも、うんと多い。タバコを喫《す》う人、タバコを喫っている人の近くにいる人も、Cが破壊されますから、たくさんの量が必要となってきます。私は、この10倍のビタミンCを、毎日摂っていますね。あとから詳しくお話ししますが、

サンマ1尾、またステーキ120 gを
1回に食べてしまった場合は、
その日の魚・肉類はもうそれで終わりとし、
翌日に違う種類のものを摂りましょう。

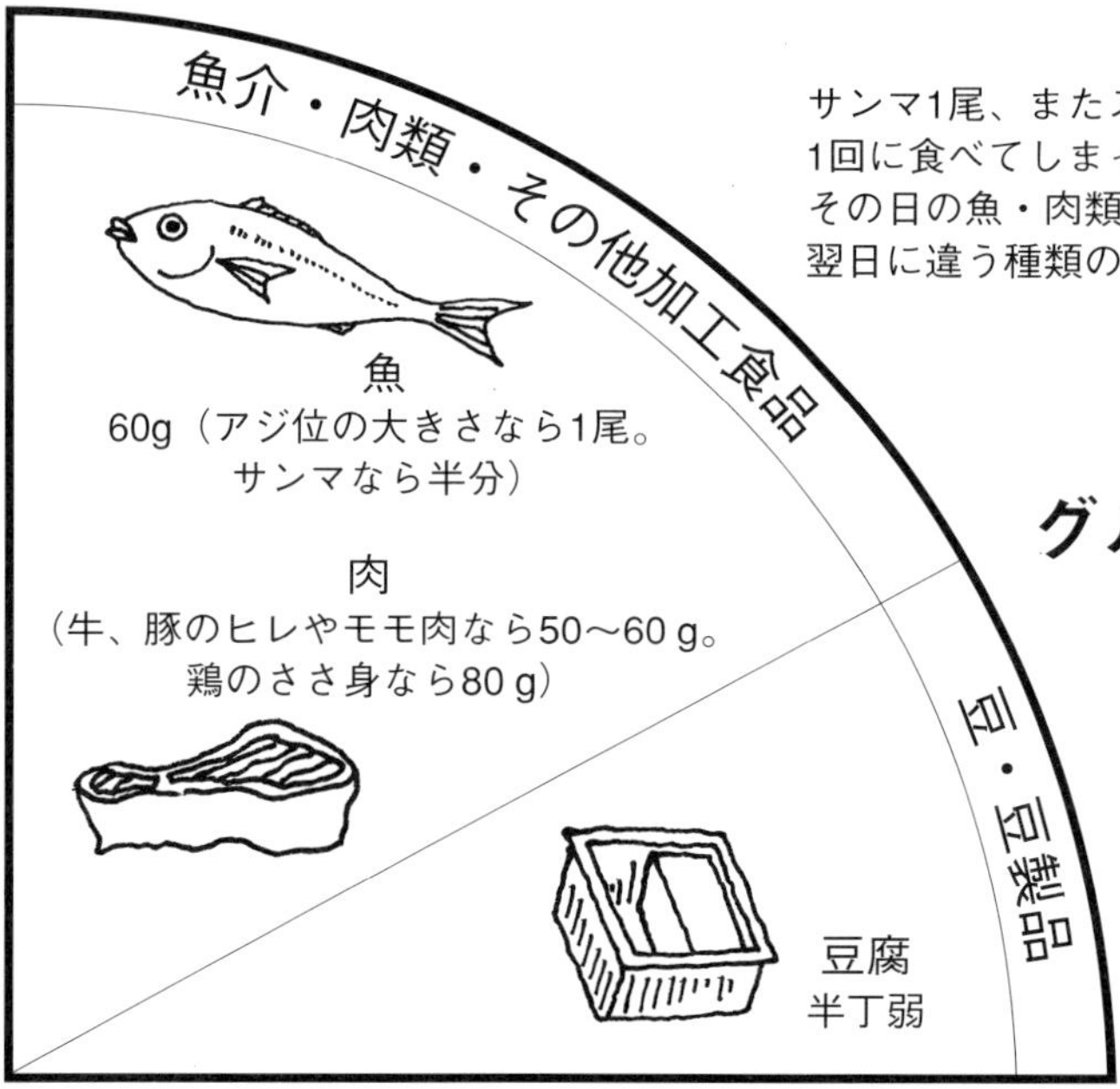

グループ2

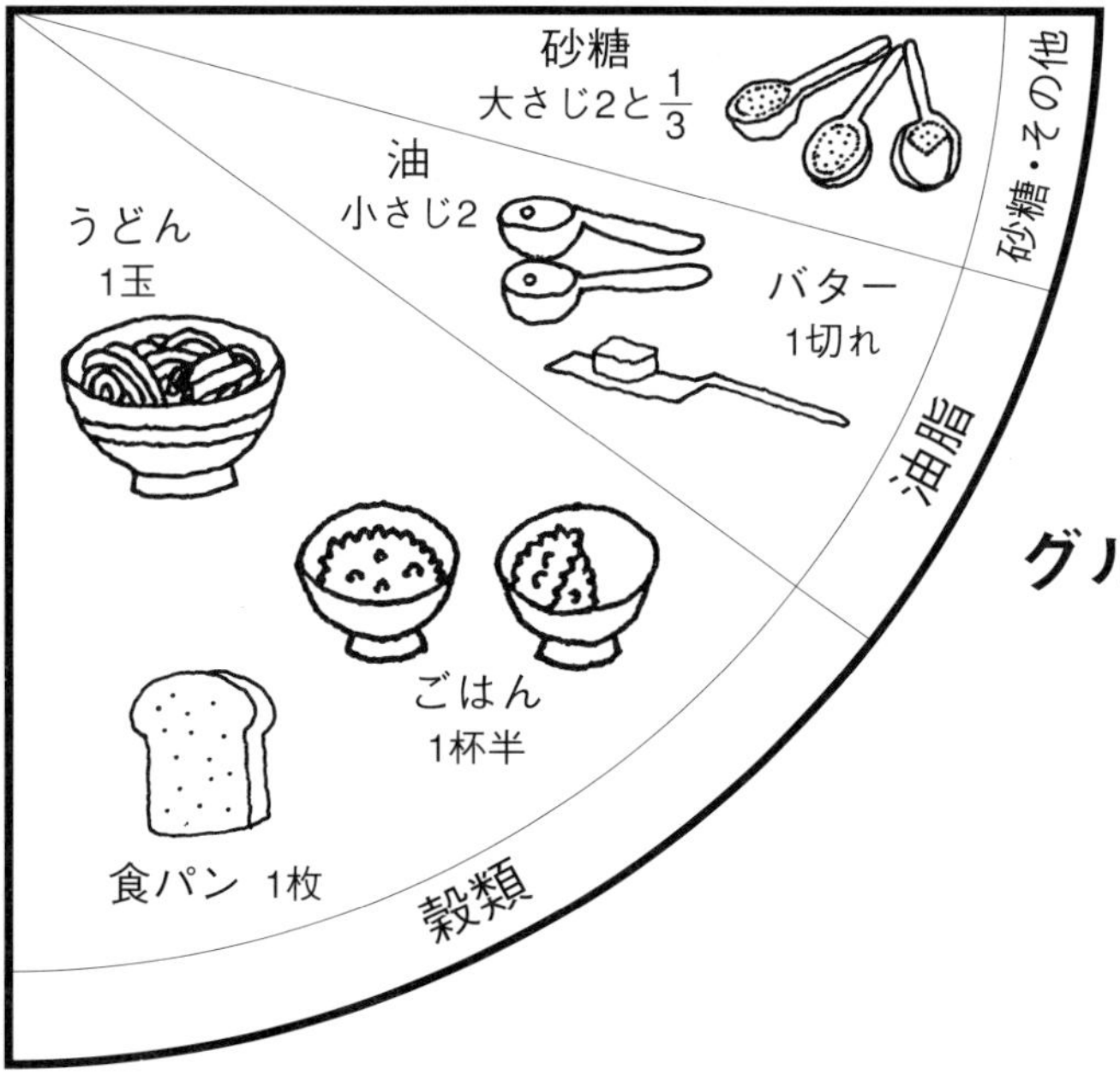

グループ4

その場合は、約25％増量となるわけですが、1つのものだけを多く摂るのではなく、各グループを、まんべんなく増やしましょう。

（この表は、女子栄養大学「4群点数表」に基づくものです。）

［表2］1日にこれだけ食べよう！

グループ1

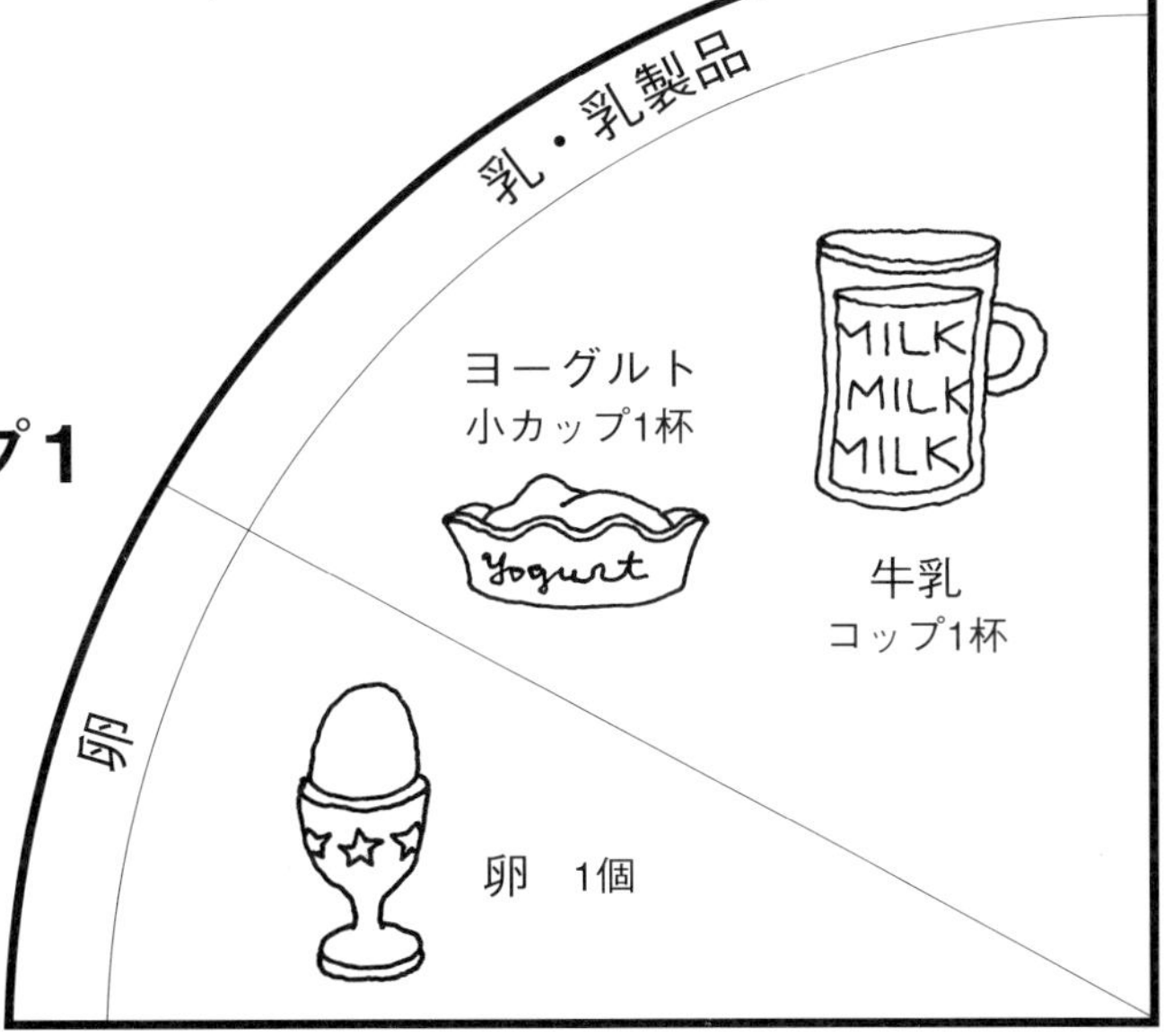

両手にいっぱいの生野菜を
イメージしてください。
加熱調理した野菜なら、
片手にいっぱいくらいを。

グループ3

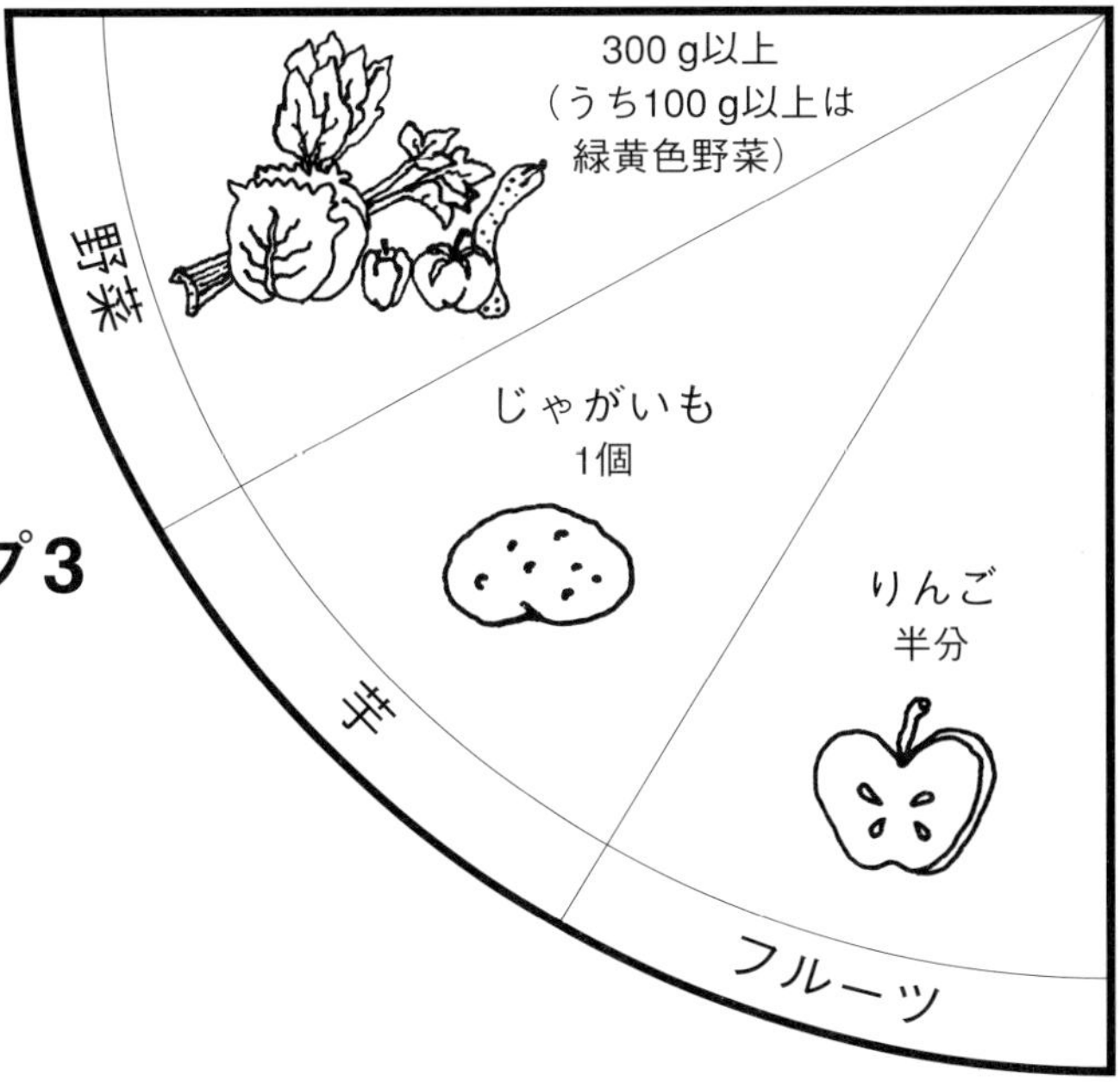

1日に、これらの食品で、およそ1600 kcal摂れる計算になっています。通勤や仕事で体力を使う人、スポーツをしている人は、その度合いによって、2000 kcal（男性なら2500 kcal）くらい摂っても、大丈夫。

ビタミンCは、ウルトラCのすご腕ビタミンで、十分に活用しない手はないんですよ。水溶性なので、摂りすぎても、余分なものは排泄されますから、過剰症の心配もありませんしね。

こんなふうに、自分にとっての必要量を正しく把握することが、ゆくゆくは大事ですが、これは時間をかけて、じっくり判断し、修正していくとして、まずは、［表2］にあげた量を間違いなく摂ることから、始めてくださいね。

体重を減らそう！

さあ、これができただけで、もうずいぶん、すっきり痩せてきた、って人も、たくさんいるはずです。おめでとー！

次のステップは、それでもまだ太っていて、もっと体重を落としたいのよ、という人のための方法です。

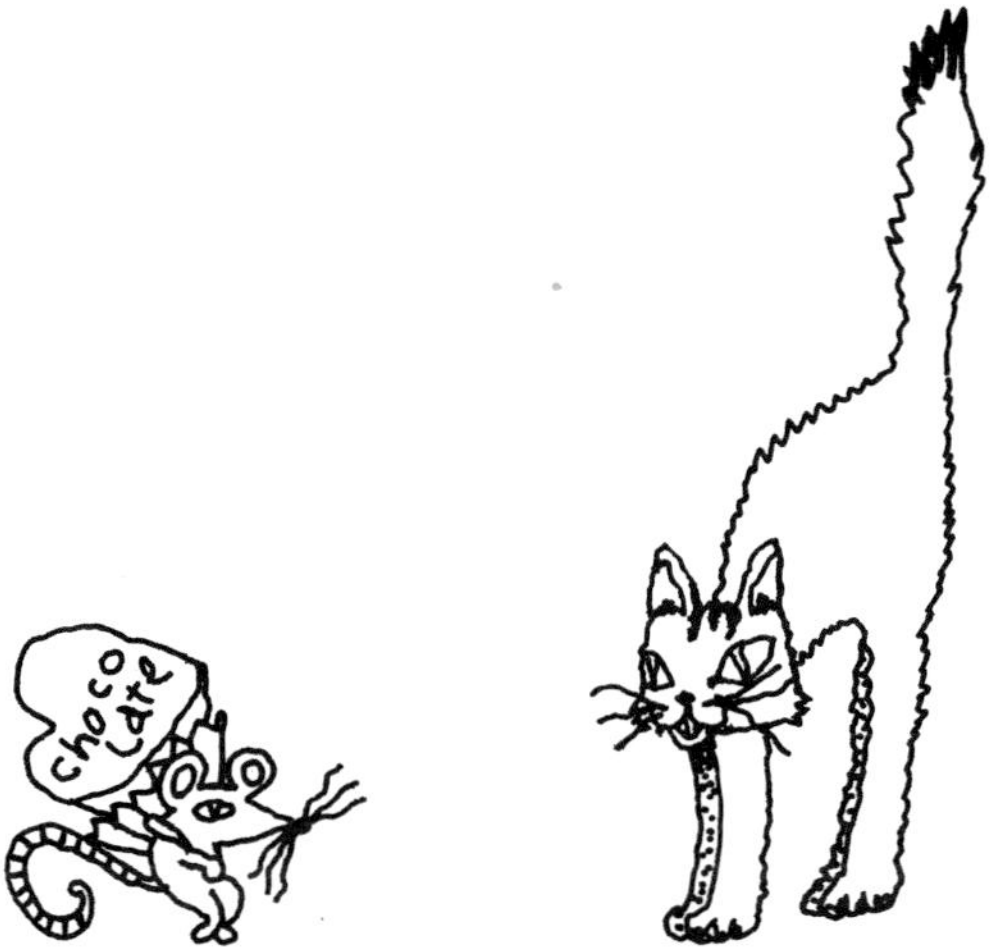

［表2］を、もう一度、見てください。グループ①～③の、たんぱく質、ビタミン、ミネラル類は、どうしても体に必要なものですから、減らしてはいけません。減らしていいのは、グループ④の、炭水化物と、脂肪。これらの量を、少しずつ、減らしていきましょう。具体的に言うと、炭水化物は、ご飯や、白いパン、麺類など。脂肪分を減らすには、油であげた天ぷらやフライ、カツレツなどを避ける、という手があります。

基本的には、ダイエット中のお料理は、シンプルを心掛けましょう。手をかけ始めると、どうしても摂取量オーバーになってしまいがち。工夫は必要ですが、あまり凝らないようにね。

たとえば、私は牛肉が大好き。体力を使う仕事をするためには、どうしても肉類で、動物性たんぱく質を体に入れておかないとダメなんですね。でも、脂分の多いサーロインではなく、フィレを食べる。赤身の切り落としでもいいですね。（高い霜降り肉なんて食べないから、安上がりでいいですよ～。）ソテーするときは、油を引かなくてもよいフライパンを使う。バターは香り付けていどにする、など。

豚肉も、カツレツなどにせず、あっさり焼くとか、しゃぶしゃぶにして脂分をさらに落とし、たくさんの野菜と一緒にしてサラダ仕立てにする、というのも、賢い一品ですよ。レタス、トマト、セロリ、ピーマンなどと一緒に、冷しゃぶサラダもいいし、茹《ゆ》でたブロッコリーやカリフラワー、アスパラガスなどとともに、温かいままの茹で肉を使ってもいい。冬場は、体を温めてくれる後者のやり方が、私は好きですね。この一品がいいのは、大きなお皿に彩り豊かなたくさんの食材が豪華に山盛りになっていて、いかにもどっさり食べた、という満足感が得られることもあります。こうした気分も大切。なるべく多くの種類の野菜を組み合わせて、美しい一皿を楽しんでくださいね。

しっかりたんぱく質を摂るために、卵も積極的に利用しましょう。

ウナギも大好物で、私は毎週食べていますね。夜より、朝や昼食

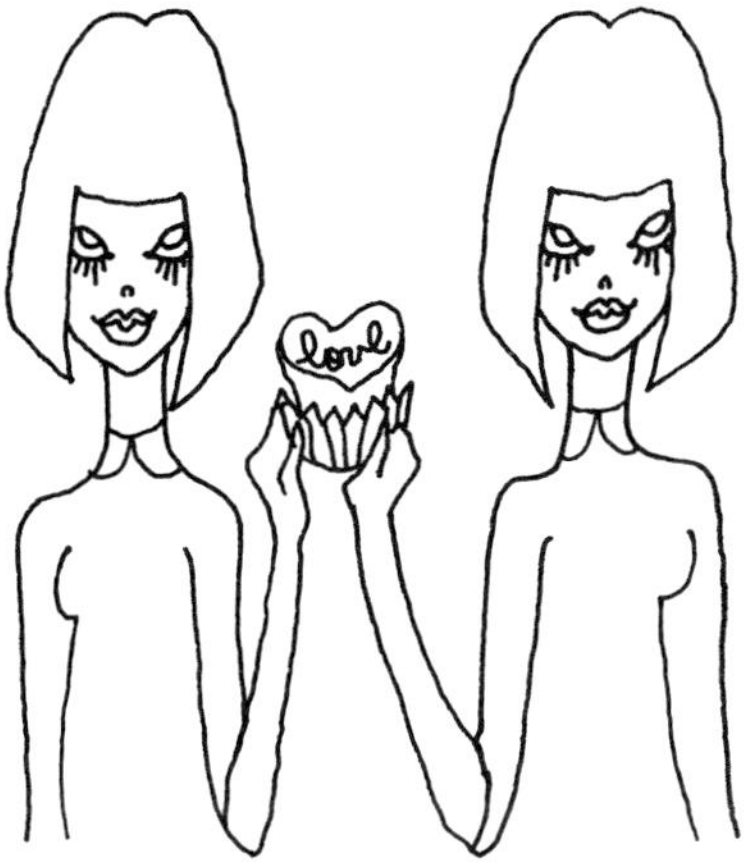

にいい。たんぱく質も、各種ビタミンもミネラル類も摂れる、理想の食材です。白焼きをわさびで楽しんだり、ウナギの燻製《くんせい》をクレソン等と一緒にサラダにして、からしドレッシングでいただくのも、さっぱりしていて、美味しいですよ！　ただし、蒲焼《かばやき》の場合は、タレとご飯の量を、くれぐれも少なめにね。

洋食のときは、白い柔らかいパンではなくて、黒パンやライ麦パンを選びます。カリウムやマグネシウム、リン、鉄分などの重要なミネラルを多く含んでいるし、噛《か》み応《ごた》えがあって味わい深いので、ジャムやバターを使わなくてもすむんですよ。

あ、それから、夜10時以降は、食べないようにしましょうね！　胃をきちんと休ませてあげることは、健康のためにも、とても大切です。睡眠もたっぷりと、取ってね！

さあ、こういったやり方で、できる分から、少しずつ食べる量を減らしていってください。

ダイエットを成功させる

大事なことが、ひとつ。

ダイエットは、成功させなければ、いけません！

私の友人のなかに、毎年、何回もダイエットをしている人がいます。ありとあらゆるダイエット法を試みた、という人もいます。そういう人たちは、気の毒なことにみんな失敗して、ほんの一時痩せても、すぐまたぶくぶく太ってしまうのですね。前よりも、もっと。

急激なダイエットをしている人が、食べる量を一気に減らすと、体重は一時的には減りますが、そうなると、私たちの体もバカではありませんから、「これは要注意！」と思うようになります。このまま食べ物がもらえないでは、死んじゃいますからね。体内に入ってきた少ない食べ物から、めいっぱい栄養素を取り込もうとがんばるわけです。その結果、前と同じように食べてしまうと、体が吸収しすぎて、今度は食べすぎになってしまうという、困った事態に陥

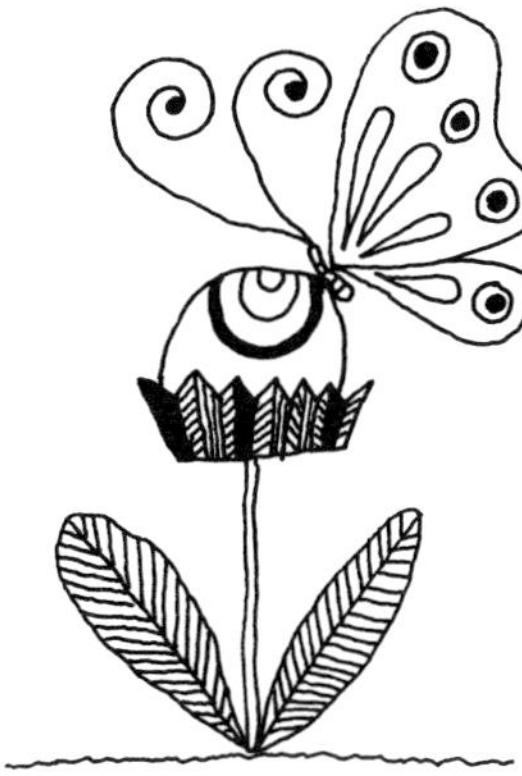

るのですね。これが、リバウンド。太る一方ということになってしまう。
つまり、あまり急激に体重を落としてはいけない、理想体重に落としてからも、しばらく慎重に、ゆっくりと食生活を戻していく、ということが大切ですね。
1週間で4キロ、5キロも劇的に痩せる、なんてダイエット法には、手を出さないほうがいいですよ。体を壊すか、あとで、もっと太りやすい体を作ることになってしまいますから。
何度も、ダイエットに失敗していては、いけません。習慣にできるくらい、無理のないダイエットでなければ、最終的な勝利を手にすることはできないのです。

さあ〜、ここでいよいよ、強力な助《すけ》っ人《と》、チョコレートの登場です！　これが最後のチャレンジと心に決めて、チョコレート・ダイエットを成功させましょう。

カトリックの聖職者たちは、「これは飲み物なのだから、断食のときに用いても戒律を侵したことにならない」と苦しい言い逃れをしながら、愛飲しました。

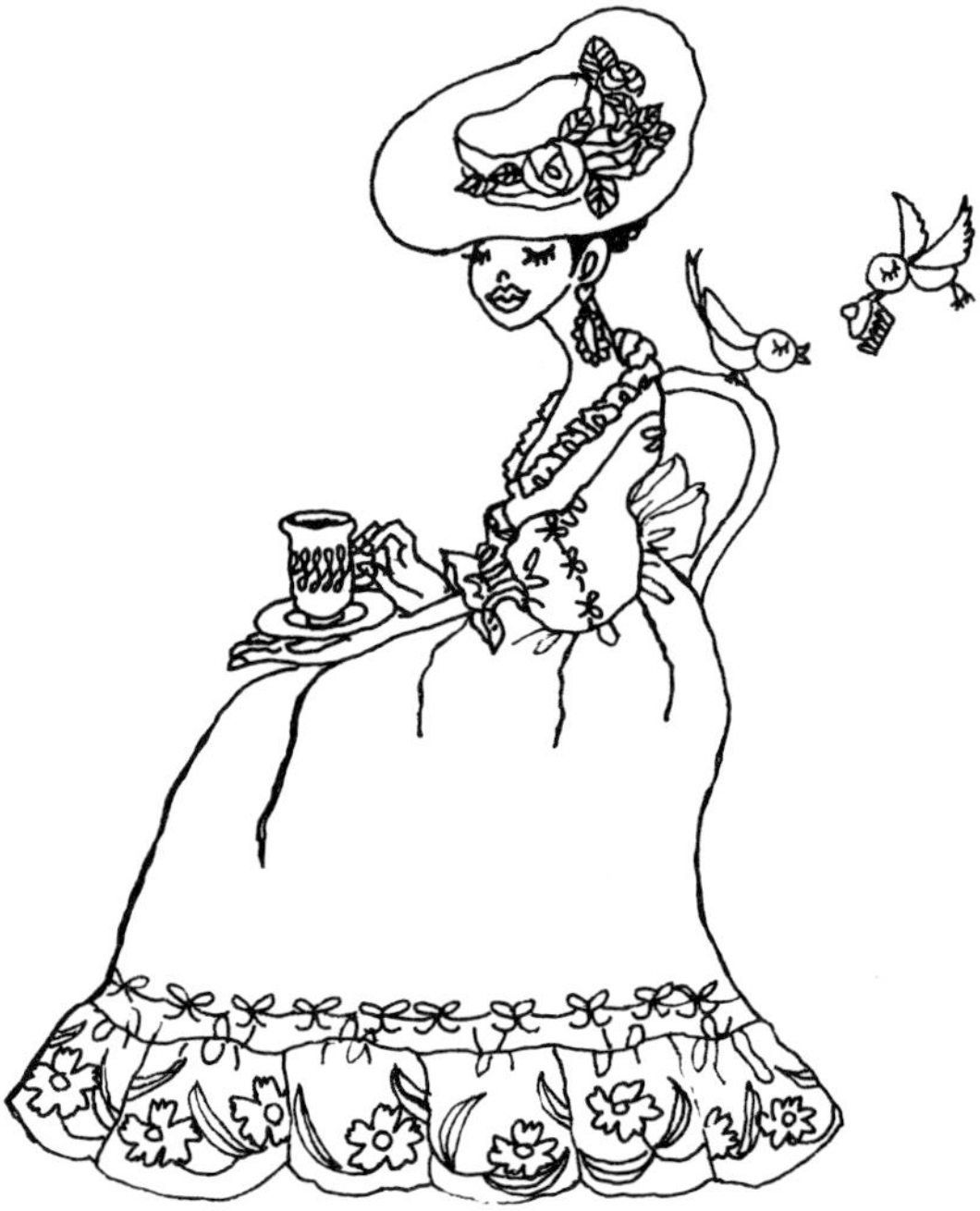

また17世紀のヨーロッパ宮廷の女性たちの間では、最新流行のファッションアイテム、なくてはならないモードとなったのでした。

そんな飲むチョコレートが、私たちの知っている固形の食べるチョコレートとなったのは、実はうんと後のこと。19世紀の半ばのことだったの。飲むチョコレートの歴史が3000年以上にもなるのに比べて、食べるチョコレートは生まれてからまだ、150年ちょっとしか、たっていないんですね!

ところで、「カカオ」がイギリスに入ってきたとき、この言葉、イギリス人にはとても発音しにくかったんですって。で、なまっちゃって、英語では「ココア」と呼ばれるようになったんだそうですよ!

チョコレートは、王侯貴族のスペシャル・ドリンクだった

チョコレートを愛してやまない歴史上の人物はたくさんいますが、一番にあがってくるのは、何といっても、アステカの王モンテスマでしょう。

初めてアメリカ大陸に足を踏み入れたコロンブスは、チョコレートを見たものの、あんまり興味を持たなかったみたい。その後、エルナン・コルテスが、モンテスマの豪華な宮殿に招かれてもてなされたとき、最高のドリンクとして、チョコレートをふるまってもらったのです。

コルテスの書き残したものによると、それはトウモロコシの粉を加えられ、トウガラシのようなスパイスで香りをつけた、冷たいチョコレート飲料だったそうです。よく泡立てられ、どろっとしていて、カカワトルと呼ばれていました。

モンテスマは、黄金のコップで、1日に、な、な、なんと50杯ものカカワトルを飲んだといいます。

勿論、その飲み物はたいへん高価なもので、王や首長や勇敢な戦士にのみ許された贅沢品《ぜいたくひん》でした。コルテスもすっかり気に入って、1528年、カカオ豆を初めてスペインに持ち帰ったのでした。

ヨーロッパに入ってからも、その貴重な飲み物は、王侯貴族など、選ばれた人々の口にしか入りませんでした。飲みなれていないヨーロッパの人々には、最初は苦くてまずいもので、「豚の飲み物」なんて言われちゃったりしたのですが、やがて砂糖が加えられ、飲みやすい味に改良されて、あっというまに広まっていったのです。

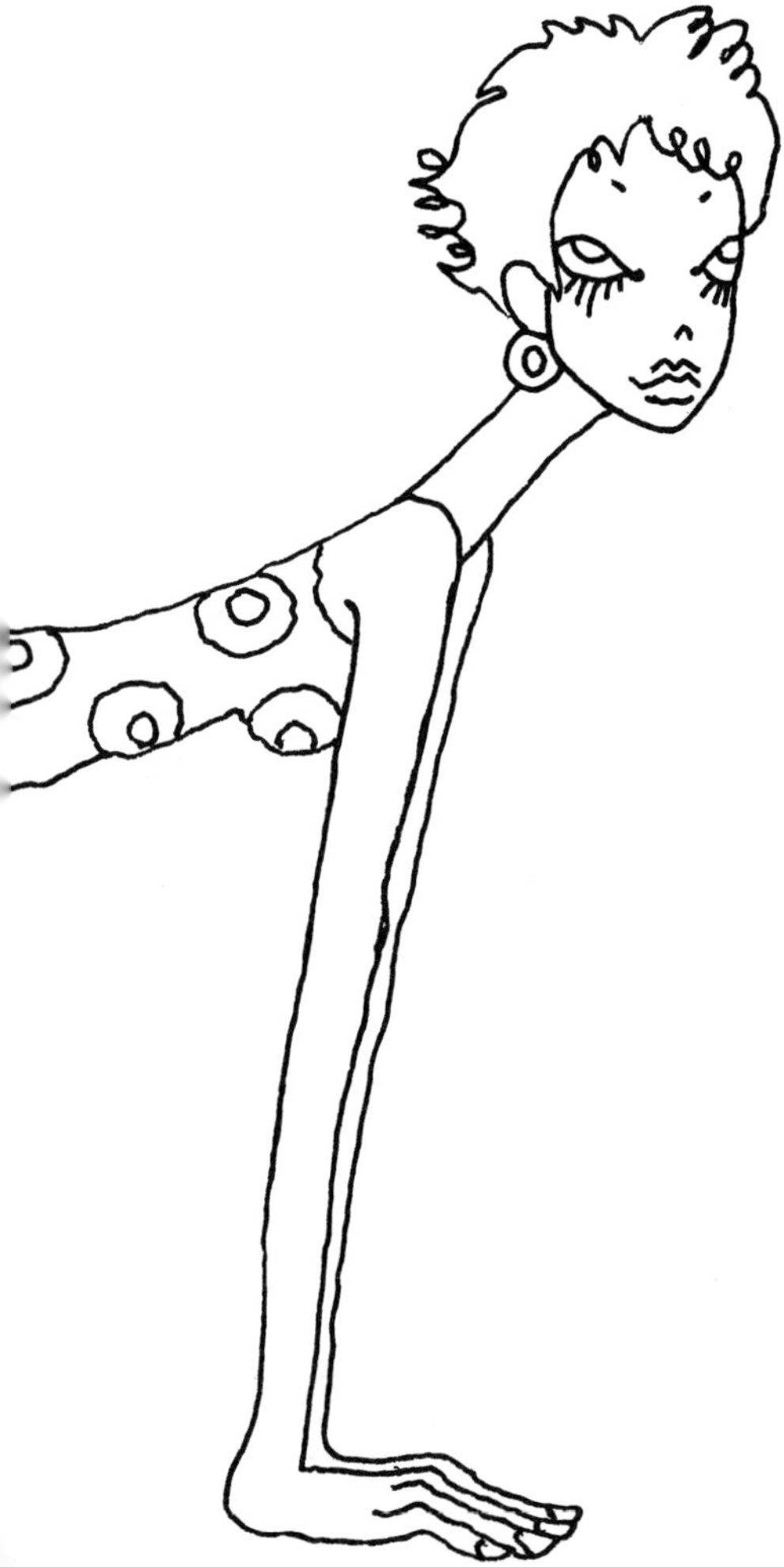

3

チョコレート・ダイエット、
成功への道

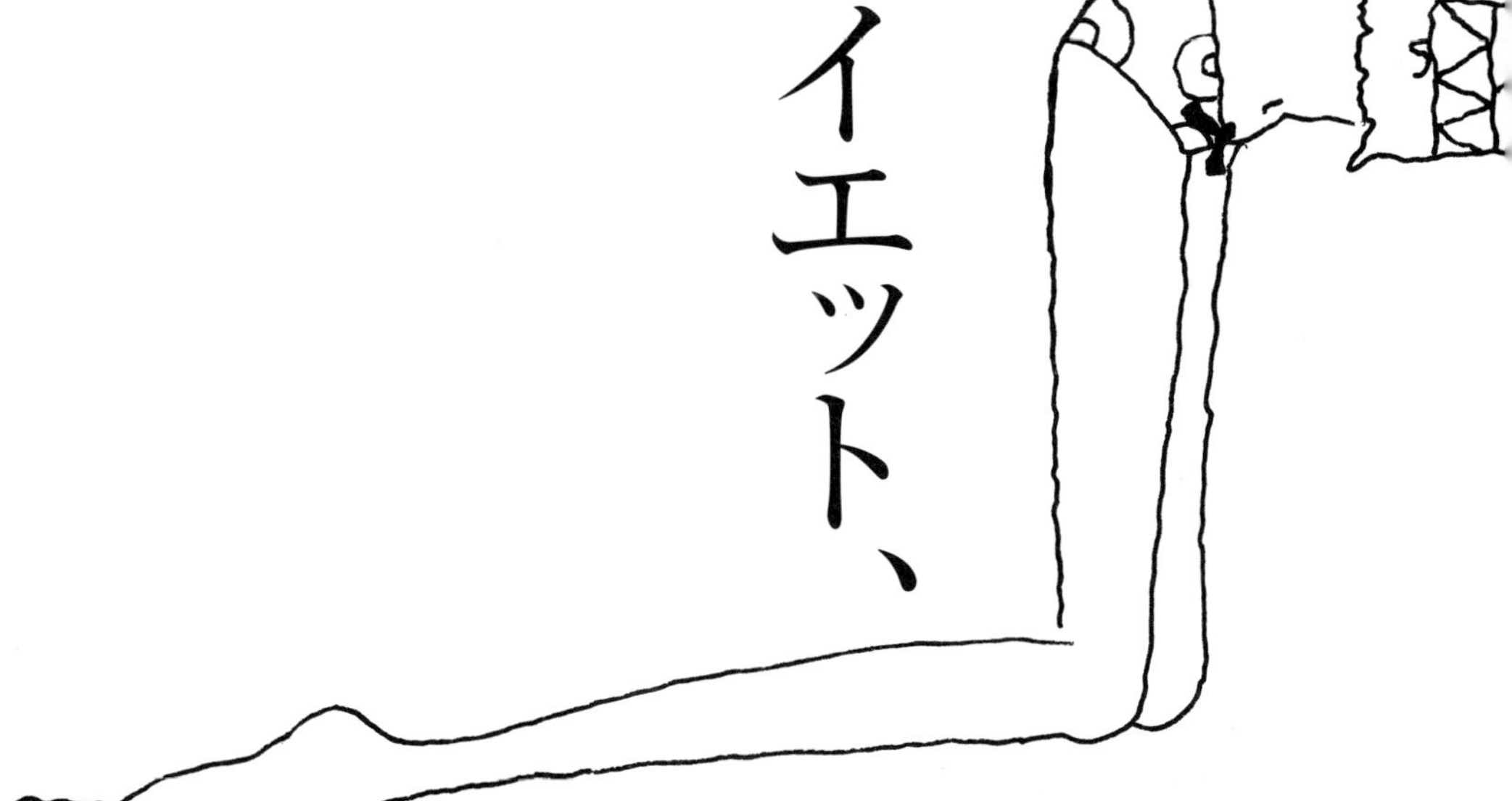

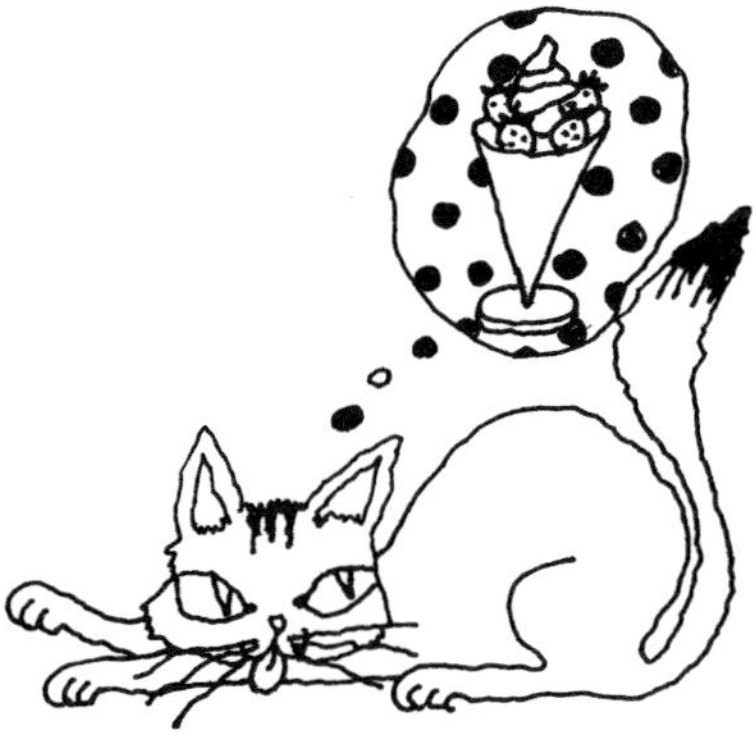

ダイエットに失敗するのは、なぜ？

なぜ、私たちは、ダイエットに失敗するのでしょう？

栄養のバランスを無視し、ひとつのものだけを食べ続ける、なんていう無茶なダイエット法が、体を壊すだけで、失敗してしまうのは当たり前のことですが、そうでなくても、なかなかダイエットが成功しないのは、どうしてなのでしょう？

一番の原因は、ストレス！

食欲を厳しくコントロールできる、強い意志の力を持った人なんて、そうそういませんよね。食べたいものを我慢しているうち、そのストレスがどんどん大きくなっていって、やがて爆発する。ちょっとだけ、と一口付けたら、もう止まりません。ついには、「あー、もういいや」とヤケクソになって、禁を犯し、それまでの努力は水泡に帰してしまうというわけです。

最も逃れるのが難しいのは、甘いものの誘惑。ね、そうでしょ！

女性はみんな、スウィーツが大好き。私もそうです。コースの最後にデザートを食べないと、どうも中途半端で、食事が終わった気がしないの。それを、ダイエット中だからといって禁じられては、たまりませんよね。

チョコレートは救世主

でもね、これを逆に利用する、って手もあるのです。食事の最後に、きちんとデザートを用意してあげれば、むしろそれでストレスが解消され、ダイエット食でも満足して受け入れられるのではないでしょうか？

勿論、やみくもに甘いものを摂っていいはずがありません。ケーキもドーナツも、炭水化物、脂肪分、糖分たっぷりの、ダイエットの大敵。それでは、何を・・・？

そう、チョコレートです！

チョコレートで、幸せ気分

チョコレートの、ほろ苦く甘く、口の中でとろける感触は、まさにスウィーツの王様。私たちの心をも、優しく溶かしてくれるような満足感を与えてくれます。

また、後の章で詳しくお話しますが、チョコレートに含まれているカカオマス・ポリフェノールは、ストレスの解消に効果があり、ダイエットに疲れた体も心も休息させてくれるのですよ。

皆さんは、おやつに、クッキーやおせんべいなどをつまんでいるうち、どうにも止まらなくて、結局袋がカラになるまで食べ続けちゃった、って経験ありませんか？

これらは、どれも炭水化物（糖質）を主たる成分としたお菓子ですよね。そのブドウ糖を、体内に取り込むために、膵臓《すいぞう》のランゲルハンス島から分泌されるのが、インスリンというホルモンです。

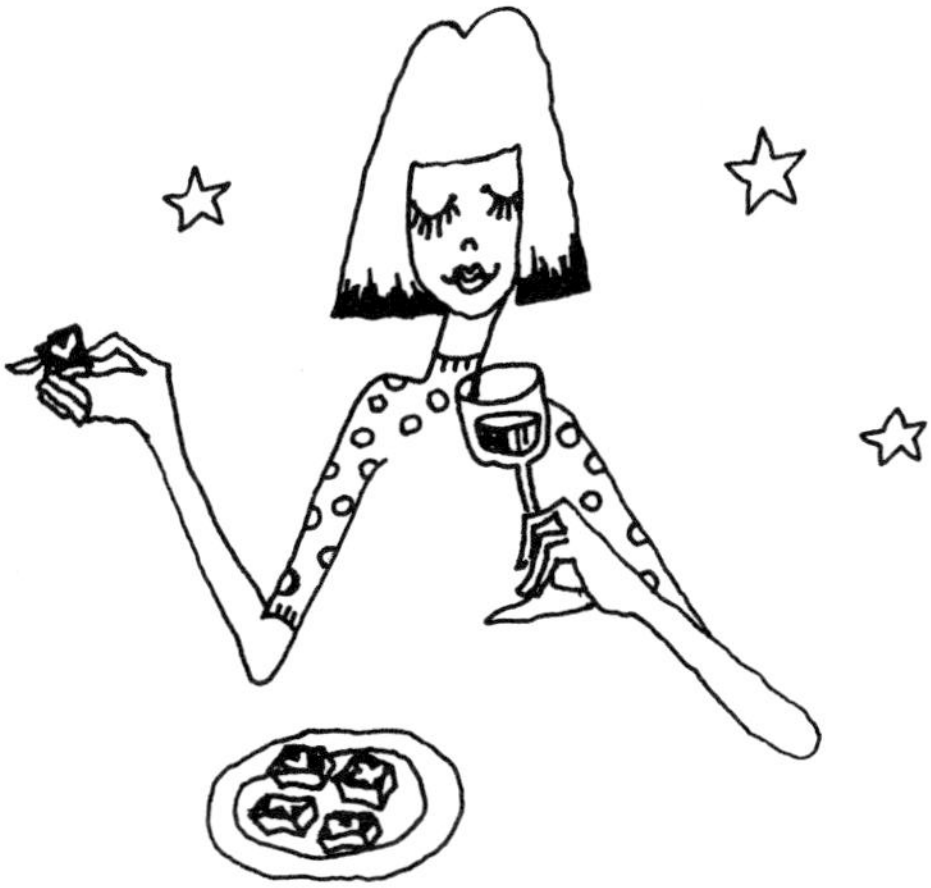

つまり糖質系のお菓子を食べていると、インスリンが次々に分泌されてしまって、それが血糖値を下げ、空腹感をもたらすのですね。食べても食べても、もっともっとと止まらなくなるのは、そのせいではないでしょうか。この悪循環は、なんとしてでも、断ち切らねばなりません。

糖質系のお菓子は、ダイエット中の人には危険な存在。ついつい手が出てしまうので、スナック菓子なども、けして周囲に置かないようにしてね。

さあ、一方で、チョコレートは、どうでしょう。いつのまにか大きな袋いっぱいのチョコを食べ続けちゃったなんて話は、聞いたことがありません。少量でも、大きな満足感が得られるからですね。

チョコレートに含まれている、カフェインやテオブロミンといった刺激性の物質は、自律神経のうちの交感神経に働きかけます。交感神経は、私たちの体を、活動的な状態に持っていきますから、心拍数や血圧を上げたり、脳の活動を活発にしたりします。一方、この交感神経と対《つい》をなす副交感神経の働きが抑えられるため、消化器官の活動は静かになります。つまり！　そういうわけで、チョコを食べるとお腹《なか》が落ち着いて、満足して、「もっと欲しい」って気持ちにはならないんじゃないかしら。

さらに！

チョコレートがすごいのは！

チョコレートに含まれているカカオマス・ポリフェノールの苦みや、砂糖の甘みが、同時に、ほどよく副交感神経を刺激している、ということ。

ひとつの食べ物の中に、交感神経と副交感神経、両方を刺激する物質が含まれていて、絶妙のバランスで私たちの体に働きかけている、ということなのですよ。これは、神経系の理想的な活動状況。

副交感神経が、ゆったりと落ち着いた休息モードを与えてくれるなかで、交感神経が、クリアで生き生きとした活動を促してくれる。これこそが、チョコレートのもたらす幸福感なのではないかと、私

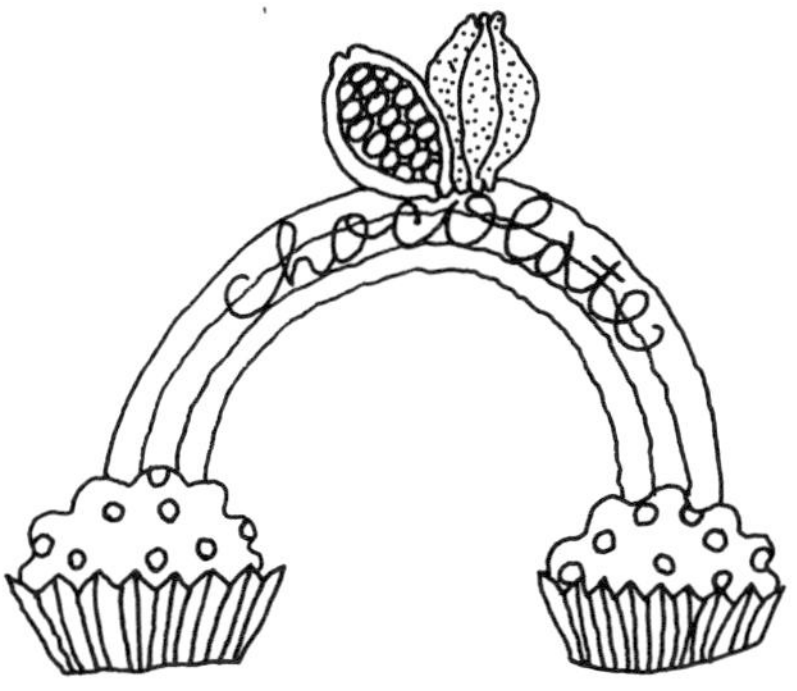

は考えています。

さあ、いかがでしょう。

食事の最後にチョコを食べるということは、もっともっとという食欲に歯止めをかけ、幸せな満足感のなかで食事を終わらせるための有効手段なのですね。

さらに、ダイエットに間食は厳禁ですが、お腹がすいてどうしようもないとき、チョコを食べるという方法もありますね。大食で困っている人は、食事の前にチョコをつまんでおけば、その後バカ食いしなくてもすむかもしれません。

忙しくて朝食抜き、なんていう人は、せめて、チョコレートを食べて、お出かけください。空腹感を抑え、午前中元気いっぱいに活動するエネルギーを与えてくれますよ。

チョコレートを食べても、太らない！

ビタミン研究の第一人者として著名な、安田和人先生の指導のもと、女子栄養大学医化学研究室の協力を得て、こんな実験をしてみました。

20歳代の女性4人に、4週間、毎日、カカオ70%のチョコレートを50g食べてもらい、血中のレプチンの含有量の推移を調べてもらったのです。

レプチンとは、体内の脂肪組織から分泌され、食欲を抑制する物質。「もう、これ以上食べなくていいよ～」と体の内側から言ってくれるのですから、ダイエットにこんなにありがたい援軍はありません。

使用したのは、Lindt の Excellence 70% COCOA（リンツのエクセレンス70%ココア）。このチョコレートを食べ続けて4週間後、4人中3人に、レプチンの増加が見られました。16・9%、24・8%、

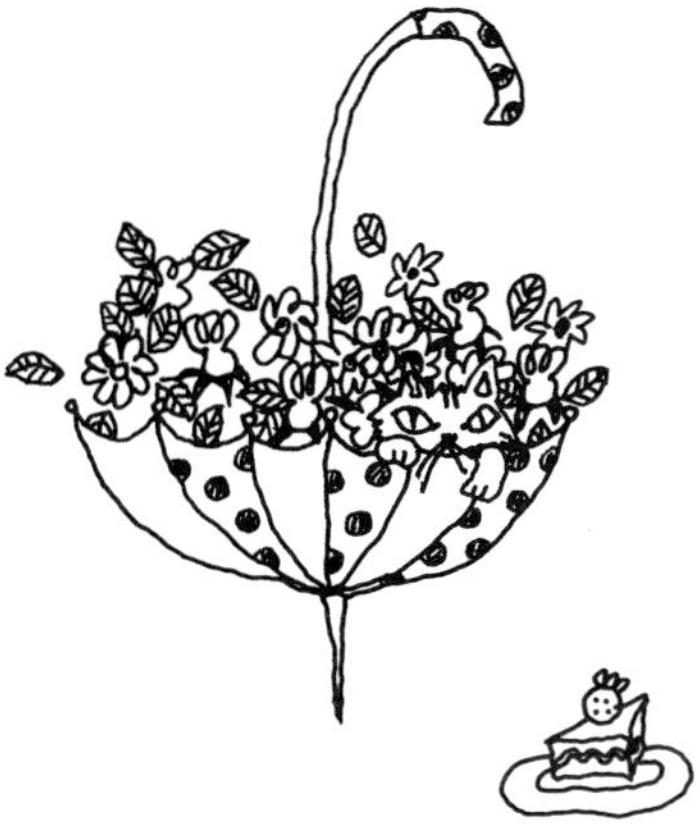

そして38・5%という高い増加率です。チョコレート効果で大きくなった、この体の内なる声に従っていれば、食欲は抑えられるはずですよね。

今回は、通常の食生活を特に制限管理したわけではなく、ただチョコレートを毎日食べてもらうことしか決まりごとがなかったのに、それでもレプチンの値《あたい》がこんなに変化したのは、すばらしいですね。結果として、半数の2人に、体重の減少が見られました。

また、4人の中性脂肪に、驚くべき変化が見られました。値が変わらなかったのは1人だけで、他3人の中性脂肪は、10・0%、10・5%、42・1%減と、大幅に減ったのです。もう一度繰り返しますが、チョコレート50gを毎日食べただけなんですよ。他に何か食事の制限をしたわけではなかったのですよ。ふだんの通りにケーキも食べたのに、それでも、ここまで結果が出たのです。

［表2］（32ページ）の栄養所要量を守った食生活に、このチョコレート効果を加えれば、確実に体重は減るはずですね。（次回は、

さらにサンプリング数を増やし、きちんと食事管理をしたうえで、もう一度データを集めてみたいと思っています。）

だから、ね！

正しく選べば、チョコレートを食べても、太らないのですよ!!

それどころか、美しく、おいしく痩せられるんですよ！！！

正しいダイエット・チョコレートは、これだ！

それでは、いよいよ、正しいダイエット・チョコレート選びにまいりましょう！

皆さん、チョコレートって、どうやって作られるか、ご存じですか？

製法を細かく記すと複雑になるので、おおざっぱにご説明しますね。

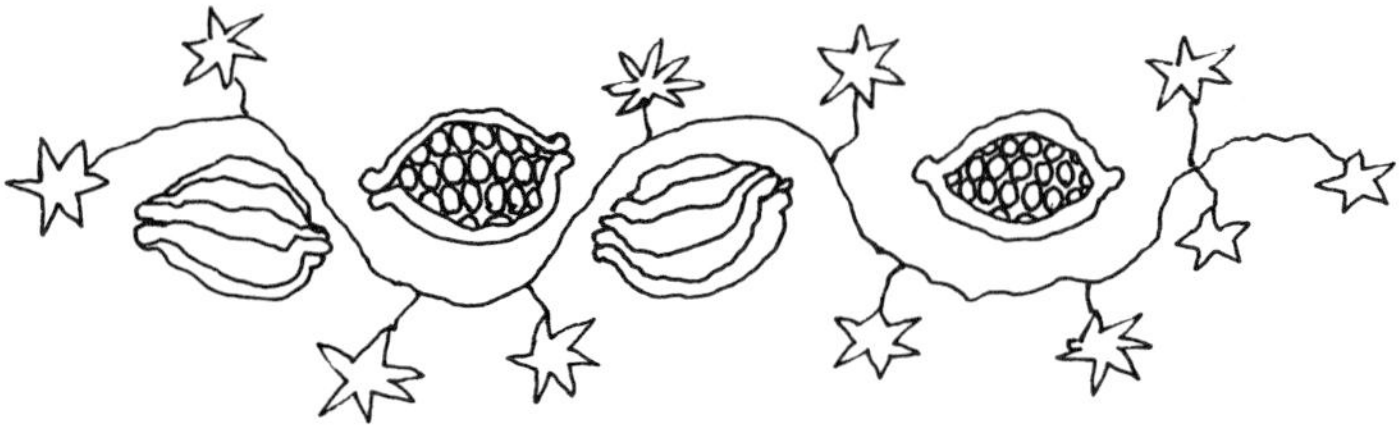

まず、カカオの樹の実を割り、中から出てきた白い種皮ごと発酵させて、カカオ豆を取り出し、熱風を吹き付けるといった方法で焙煎（ロースト）します。ここで、チョコレートらしいフレーバーが生まれるのですね。そしてその中から、胚乳部（ニブ）だけを取り出し、粉砕して、ペースト状にします。これが、カカオマスと呼ばれるものです。

最近では、生のカカオ豆の皮をむいて、中のニブを取り出し、それをローストするという方法も取られていると聞きました。どちらのやり方を選ぶかで、できあがりの味わいも、違ってくるようですよ。

（自然のままの状態だと、カカオという言葉が使われ、人間の手によって何らかの加工が施されると、ココアと呼ばれるようになります。カカオ豆を焙煎して得られるものはココアマス。カカオ豆をプレスすると、飲み物に用いられるココアと、ココアバターとに分かれます。でも一般的にはさほど厳密ではなく、商品の成分表示ではココアマスというよりカカオマスと記されるケースが多いのですね。ココアバターという言葉はそのまま使われていますが、ココアというと、日本では飲み物の状態をイメージされるためか、成分表示ではカカオとする製品が多いようです。この本のなかでは、わかりやすく、その一般的な記述に合わせようと思います。）

このカカオマスに、ココアバターと砂糖だけを加えたものが、ブラックチョコレート。さらに粉乳を加えたものが、ミルクチョコレートとなっていくのです。ちなみに、ホワイトチョコレートは、カカオマスはゼロで、ココアバターと砂糖と粉乳を混合したものにすぎません。

これらの混合物はいくつかの機械的な工程を経て、配合され、乳化剤のレシチンや香料などを加えられたのち、冷やして固められることになります。

つまり、チョコレートのチョコレートたる部分というのは、カカオマスにあるのですね。ミルクや砂糖といったものは、いわば付加

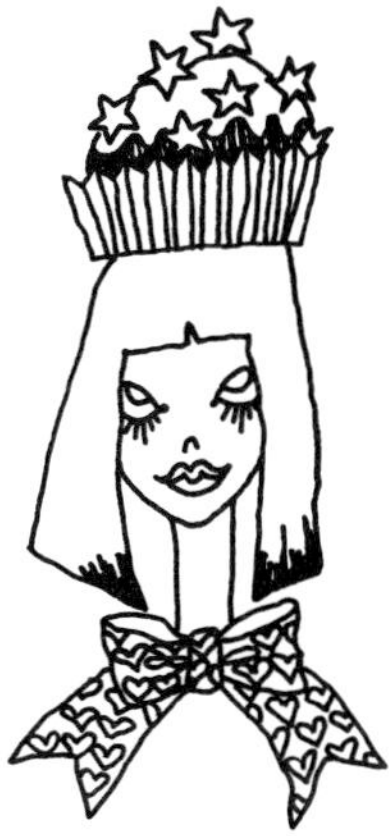

物で、実はこれに、太る要素がたっぷりと含まれているのです。チョコレートの効果を賢く手に入れるためには、付加物の少ない、カカオマスの含有率の高いチョコレートを選ばなくてはなりません。

さあ、そこで、私は、**カカオ70%のチョコレートを、ダイエット・チョコとして、推奨いたします!**

カカオ本来の味わいと、ほのかな甘みが、とても良いバランスをなしています。カカオマスのさまざまな効果も、十分に発揮してくれます。

85%、90%という商品もあるのですが、ここまでくると苦みが強く出すぎて、旨《うま》みが感じとりにくく、それでは長続きしません。大甘の、砂糖の塊のようなチョコしか食べたことのない人には、70%でも、最初のうちは苦いと感じられるかもしれませんが、すぐに慣れて、上質のカカオの旨み、大人の味わいに魅せられるようになるでしょう。私自身、ミルクや糖分の多い甘ったるいチョコレートは、

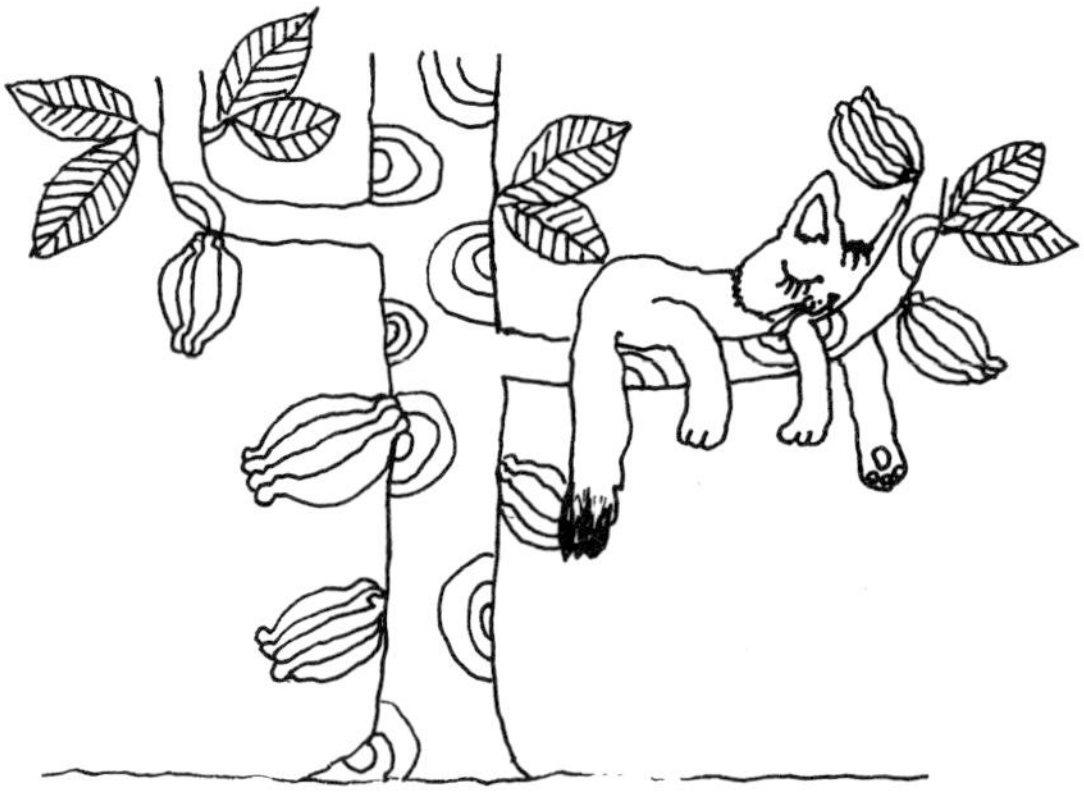

もうちっとも美味しいと感じないのです。
　さらに、ホワイトチョコレートには、カカオマスは含まれていないので、私たちのチョコレート・ダイエットには全く適しません。注意しましょう。
　そうそう、ココアバターは、カカオ豆の油を原料としていますが、主成分であるステアリン酸は、低カロリーで、吸収率も低いので、太りにくいんです。カカオ豆は、優秀ですね！
　さあ、カカオ70%と、きちんと表示のあるチョコレートを、選んでください。70%以上なら、72%、75%、78%などでも、もちろんＯＫです。残念ながら、日本の大手メーカーには、そこまで細かな表示のあるブラックチョコレートは、なかなか見当たりません。輸入品を置いている大きめのスーパーマーケットやショコラトリー（チョコレート専門店）には、いろいろなメーカーのチョコが並んでいますので、チェックしてみてくださいね。

写真ページに、いくつか、私のお薦めのものを掲げました。

たとえば、スーパーマーケットで手軽に買えるものとしては、味、値段ともに、Lindt（リンツ）の70% COCOAが、とてもバランスが良いですね。リンツは歴史のあるスイスのチョコレート・メーカーで、世界で初めて口どけのよいチョコレートを生み出し、チョコレート界に革命を起こしたのでした。

スーパーマーケットでは、ここにあげた他にもたくさんの種類の70%チョコを扱っていますが、買う前に、商品の裏に記されている原材料の表示をしっかりチェックしてくださいね。カカオマス、ココアバター、砂糖、香料（バニラなど）、乳化剤のレシチンまでは問題ありませんが、他に、人工甘味料が使用されているケースもあります。「砂糖不使用」の表示に踊らされて、人工甘味料のたっぷり入ったチョコを食べすぎると、体によくありません。私も体験してみましたが、人工的な甘みが使用されていると、味もまずく、とても毎日続けて食べる気にはなりませんでした。余計な添加物の含まれていない、健康的なチョコレートを選びましょう。

さて、チョコレート専門店のものは、ちょっとお値段が張りますが、細かくパーセンテージが設定されているし、さすがに味を極めていますすね。たとえばJean-Paul Hévin（ジャン・ポール・エヴァン）では、種類も圧倒的に多いし、それぞれがすばらしいお味ですよ。Pierre Marcolini（ピエール・マルコリーニ）は美味しいのに加えて、黒のケースがとってもスマート。バッグにしのばせておいて、大人の女をめざして頑張ろう、って気分にもなりますよね。皆さんも、お口に合う、お好みのものを賢く選んでください。

面白いのは、同じパーセンテージでも、カカオ豆の種類や原産地によって、味わいが全然違う、ってことなんです。コーヒーと同じですね。ヴェネズエラとか、カラカスとか、ジャワとか、違いがわかるようになったら、あなたももう立派なチョコ通。チョコレートのテイスティング、なんて、どうかしら？　すごく、おしゃれですよね〜。みんなで集まって、「利《き》きチョコ」をやってみたら、盛り

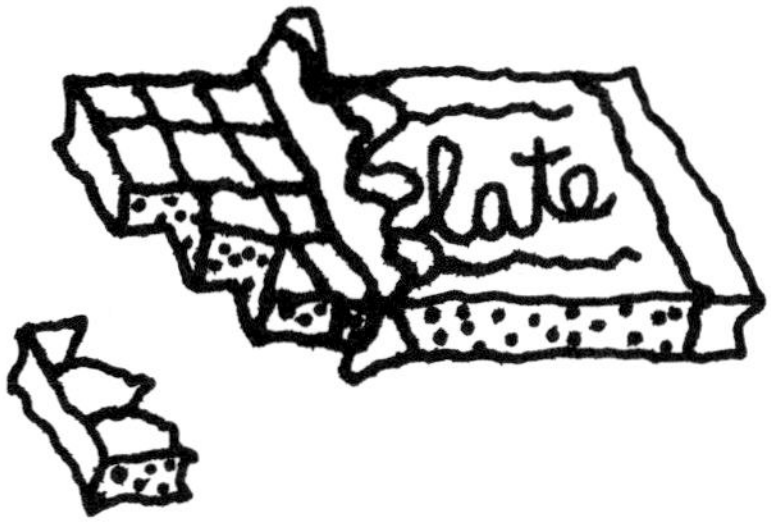

上がるかも。そんなところも、ぜひ楽しんでみてください。毎日食したいものだから、こうした味の変化をうまく利用して、自分に合ったリズムを作るようにすると、ダイエットも進みますよ。
写真ページには、一部85％表示のものも、入れておきました。いきなり85％はチャレンジしすぎかな。まずは70％台のチョコに慣れて、カカオの旨みを十分理解したうえで、パーセンテージの高いものも試してみると、より深いチョコの味わいを体験することができると思います。
分量は、1日50ｇが常識的なところでしょう。私は100ｇくらい食べてしまいますが・・・ここでひとつだけ、要注意、です。カロリー計算を、くれぐれも忘れないでくださいね。50ｇのチョコを食べたら、約270キロカロリー分、［表2］から減らさなくてはいけません。ご飯にすると、お茶わんに1杯半、うどんなら1杯分ですね。毎日きちんと、帳尻を合わせるようにしましょう。

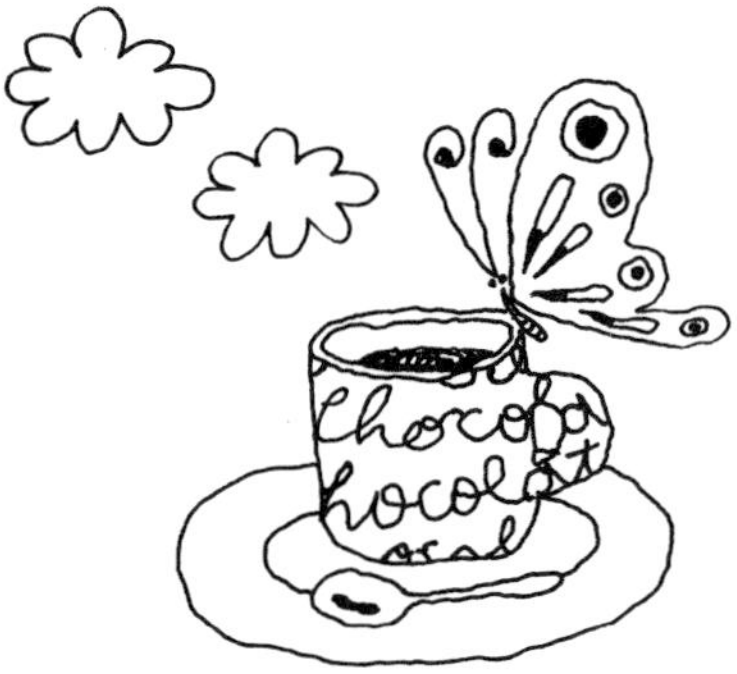

ところで、チョコレートと一緒に、何を飲むか、も重要ですね。せっかくダイエット・チョコを選んでいるのに、甘いお砂糖を入れた飲み物を添えちゃ、意味がないでしょ。

紅茶は勿論ぴったり合うけど、お砂糖なしでね。コーヒーなら、初めのうちは幾分薄めにすると、いいと思います。ミルクを使うなら、クリームじゃなくて、牛乳を少しにしましょう。それからね、ここがまた、70%チョコレートのすごいところなんですけど、ちょっと濃いめにいれた緑茶や、中国茶も、なかなか合うんですよ！　これだと、ミルクや砂糖を入れなくてすみますから、ダイエットには最適ですよね。私は最近よく、ジャスミン・グリーン・ティーを合わせていますね。

どの飲み物も、ホットでね。ダイエット中は、体に負担もかかっているので、冷たい飲み物や食べ物は極力避けましょう。夏暑いからといって、冷たいものをガブ飲みしていると、体が冷え、内臓が弱ってしまいますよ。あ、勿論、ダイエット中でない人も、健康のため、あまり冷たいものを体に入れないように、気を付けてくださいね。

こんな噂のウソ、ホント?

ひょっとすると、あなたは、チョコレートのこと、「誤解」していませんか? その多くは、付加物である砂糖やミルクによるところが、大きいのですね。

たとえば、

チョコレートを食べると、太る

これは、甘いミルクチョコレートの、糖分のせいですね。あるいは、ウェハースやアーモンド、クリームなど、チョコをからめたお菓子だと、チョコ以外の要素に、太る原因があるのです。

私たちの選んだダイエット・チョコレートを、カロリーバランスよく食べていれば、大丈夫。

虫歯になる

実は、むしろチョコレートは、他のお菓子類より、虫歯になりにくい、と言われているんですよ。これは、チョコに含まれているカカオマス・ポリフェノールが、歯垢《しこう》をできにくくしているからなんです。大阪大学歯学部の実験では、カカオマス・ポリフェノールの働きにより、歯垢が30%も抑制された、という結果が出ているようです。

ただし、です。どうしたって、砂糖がゼロではありませんので、虫歯ができないとはいえない。(これはどんな食べ物でも同じ。) 歯磨きを忘れないようにしましょう。

鼻血が出る

うふふ、これはきっと、チョコがすごい贅沢品《ぜいたくひん》だった時代の噂なんじゃないかなあ。めったに食べられない珍しいものだったから、嬉しくて、興奮しちゃったのかも。たくさん食べないように、こんなふうに牽制《けんせい》したのかもしれませんね。今どき、チョコを食べても、鼻血なんか、出ませんよね〜。

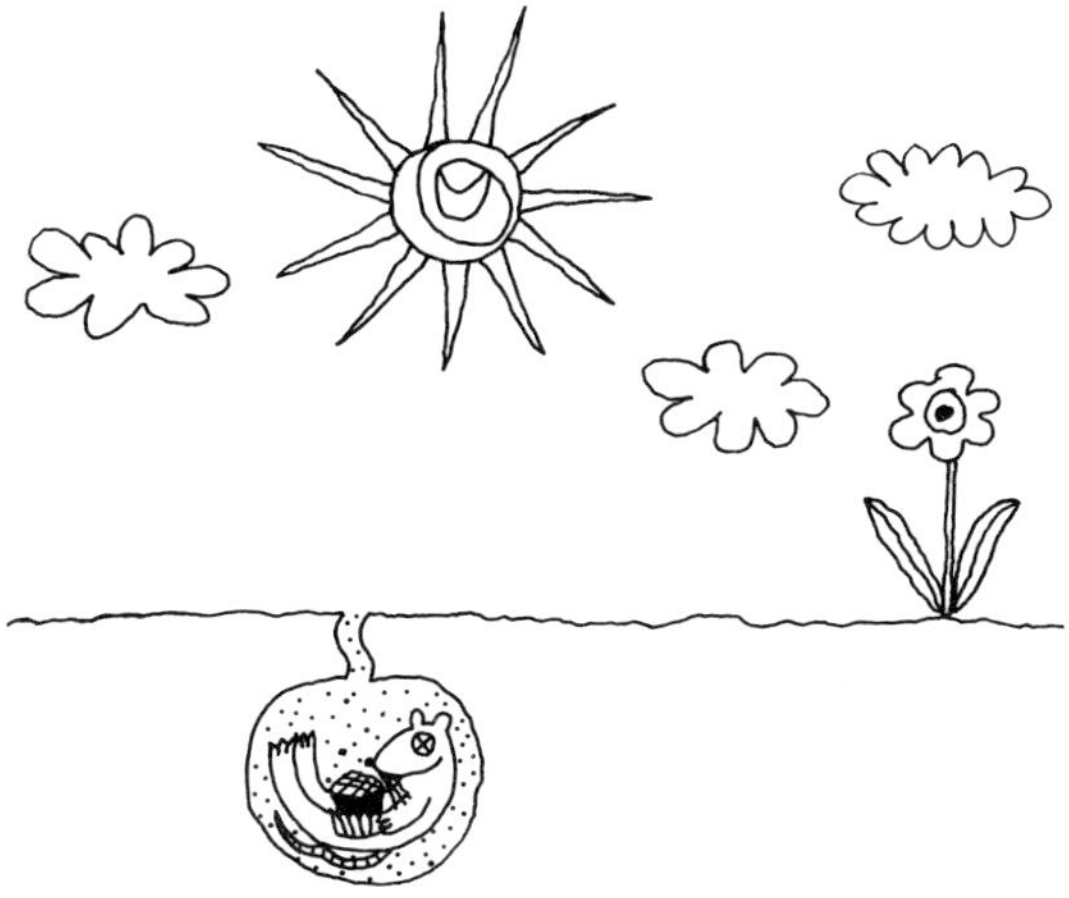

ニキビができる

皮脂の分泌が活発になり、その脂が毛穴につまり、細菌感染を起こしたものが、ニキビ、ですよね。チョコレートそれ自体に、ニキビを生じさせる要素はありません。ストレスや不摂生のほうが、うんと悪い。高カロリーのものの摂りすぎも、原因のひとつにはなりますが、それはチョコに限らず、どんな食べ物にもいえること。こまめに顔を洗うことを、忘れないでね。

たぶん、思春期のニキビのできる時期によく食べるから、チョコのせいにされちゃったんじゃないかなあ。ちなみに、私は、物心ついてから今日に至るまで、チョコを食べなかった日はないですが、ニキビはほとんどできたことがありません！

さあ、それでは、さらに驚く、チョコレートのスーパー・パワーを、次章で大公開しましょう！

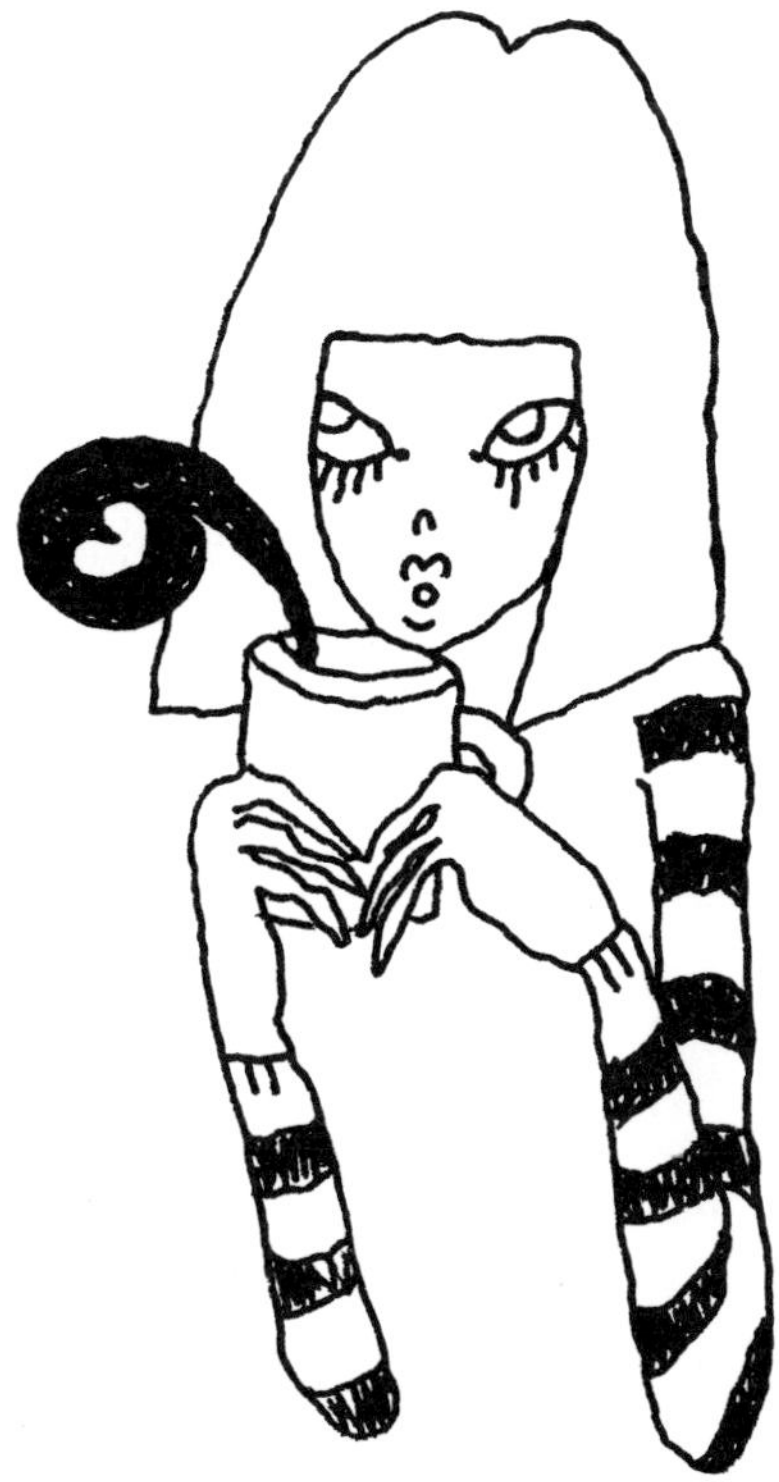

さて、世にお金が存在すれば、ニセガネが出まわるのは、今も昔も同じこと。そう、ニセ・カカオが、あったんですよ。赤くてふっくらとしたカカオが良いお金とされていたため、小さい豆を湿らせて膨らませたり、焼いて色をよくしたり、外側の皮をうまく剥いで中身を取り出し、かわりに土を詰めたり、他の植物を加工してカカオを偽造したんですって。やれやれ、こんなニセガネを発見するのに、みんな苦労したでしょうね。指で押してみたり、匂《にお》いをかいだり。カカオじゃ、スカシなんて作れなかったでしょうしね。

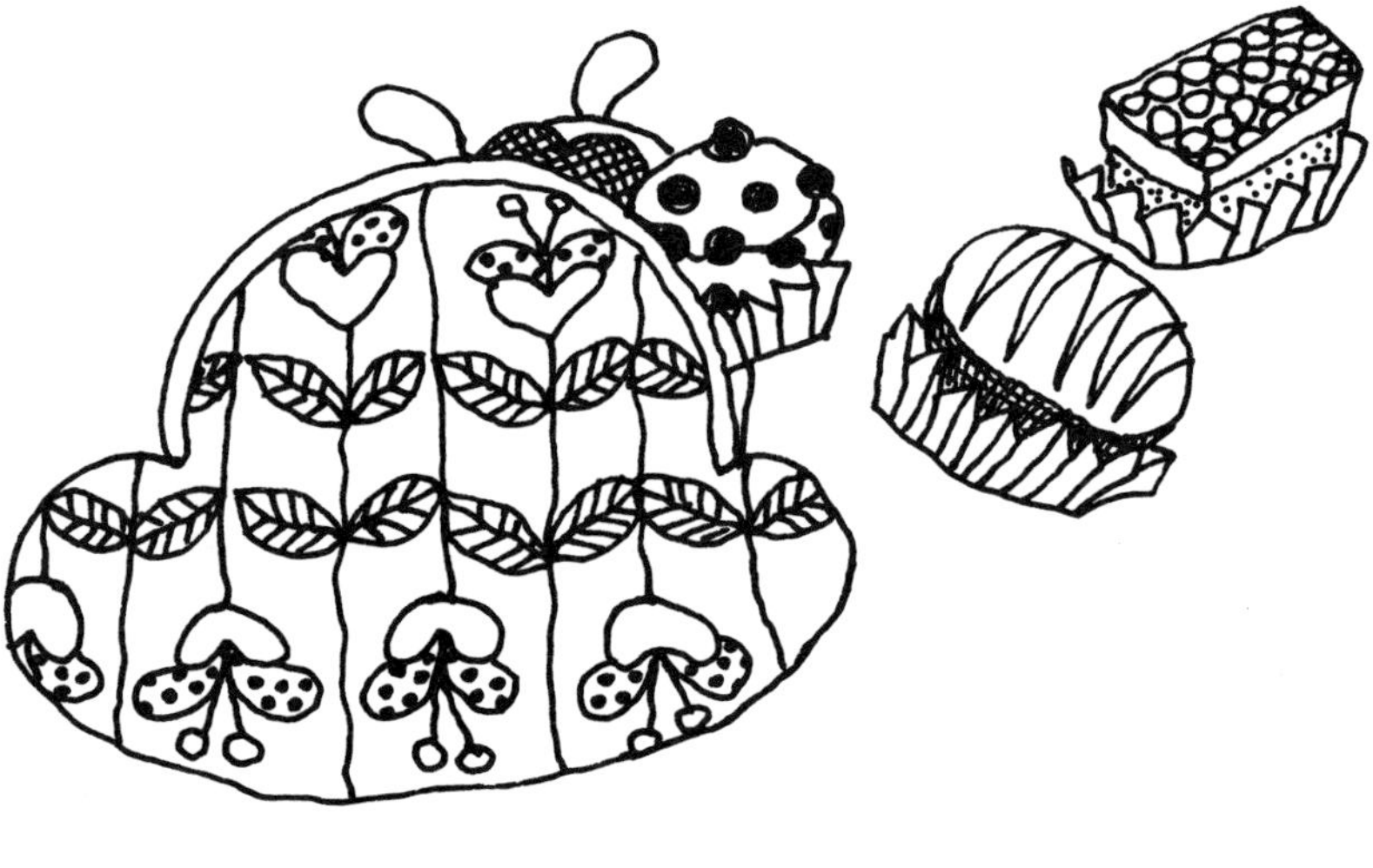

チョコレートは、お金だった

あら、びっくり。チョコレートの元となるカカオ豆、かつては、お金（貨幣）としても、使われていたのです。

16世紀、中米を訪れたスペイン人たちも、驚いて、そのようすを書き記しています。たとえば、『チョコレートの文化誌』（八杉佳穂著）に紹介されている、メキシコでのある記録によると、

メスの七面鳥はカカオ豆100粒、オスだと200粒。卵は3粒。

雌鶏は40粒、雄鶏は20粒。卵は2粒。

野ウサギ100粒、子ウサギ30粒。

採りたてのアボカドはカカオ3粒で、七面鳥の卵と同じね。

あ、トウモロコシの包み皮にくるんだ魚も、カカオ3粒だ。

トマト大1個、あるいは小2個が、カカオ1粒。

採りたてのサボテンの実も、カカオ1粒。

こんなふうに、いろんなものがカカオ豆で売買されていたんですって。面白いですね。

ま、お金の価値は時期や場所によって変わるものですが、ニカラグアでは、ウサギがカカオ豆10粒だったとき、奴隷の値段が100粒だったって記録も残っているようです。さらに、女性を1晩買うのに、カカオたった8粒から10粒だったんですって！　ひどい話。

それにしても、カカオはまさに、金のなる木、だったんですね。そして、その大事なお金を、飲み物にしちゃう人もいたわけです。う〜ん、チョコレートを飲める人は、やっぱりお金持ちだったんですねえ。

かされる時代になりました。

本書の中でも、「驚異のチョコレート・パワー」の章で、チョコレートのすばらしい効力を紹介しています。こちらは、恐がらずに、どうぞお試しください。

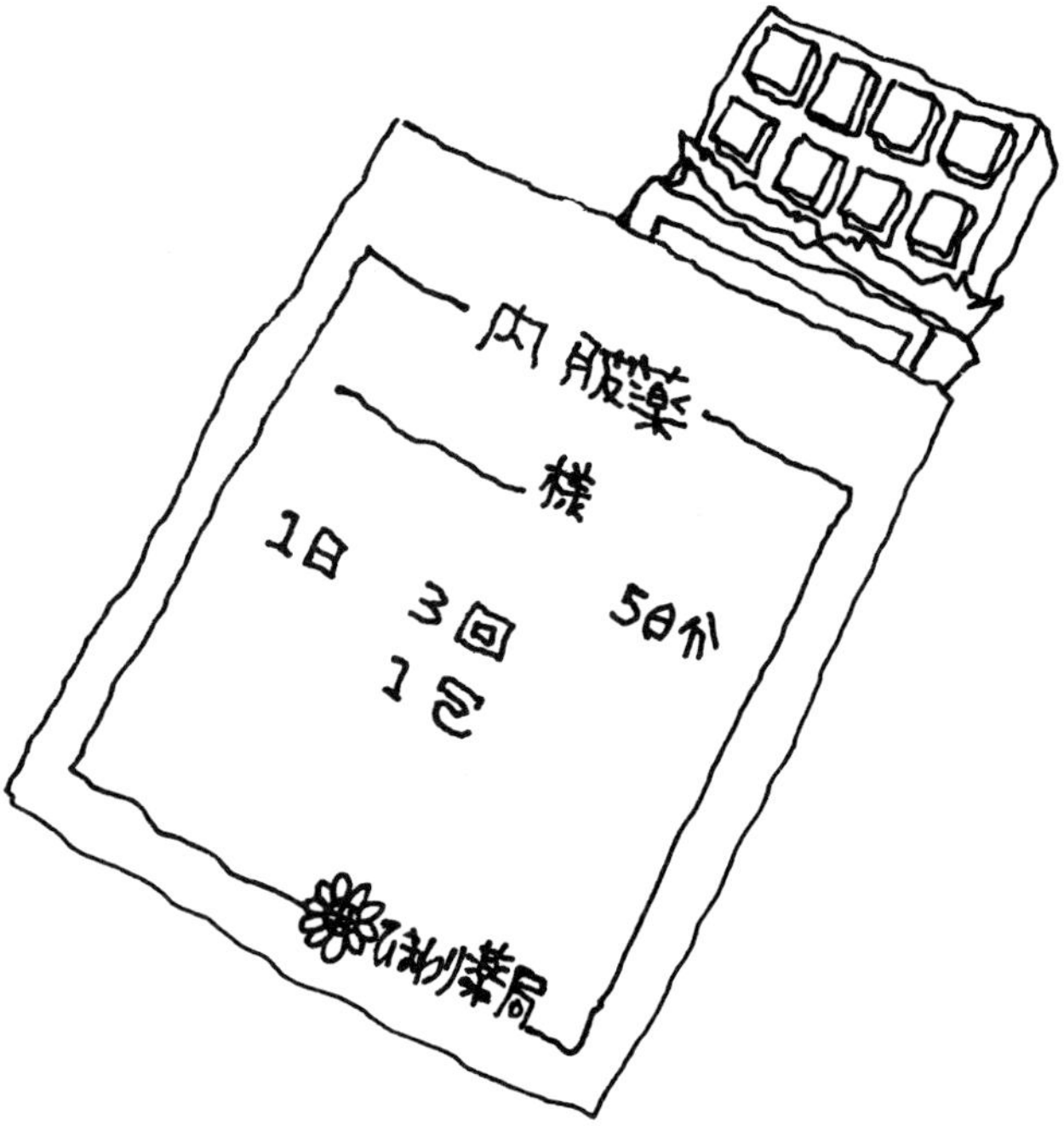

チョコレートは、薬だった

チョコレートが、ヨーロッパに入ったとき、実は薬屋さんで扱われていた、ってご存じですか?

そう、さまざまな薬効が知られていたチョコレートは、そもそも、美味しい嗜好品というより、さまざまな症状の改善に働く薬だったのです。

原産地である中米のインディオたちの間では、古くからその効果が知られていました。カカオと薬草を組み合わせて、いろいろな病気の治療が行われていたのです。興味深い例が、『チョコレートの博物誌』(加藤由基雄、八杉佳穂著)に紹介されています。

たとえば・・・。

歯痛には、イスキショチトルという植物の花にカカオを混ぜて、飲む。

ノドの炎症には、ユーカリと、チョコレート・ドリンク、肉桂を茹で、1日3回服用。あるいは、カカオ、肉桂、黒砂糖を煮て、セキが止まるまで、毎日1、2回飲む。う〜ん、効きそう。

胃腸が弱い人は、ココアバター、食用油、カミツレ茶、カラシの種を食べさせる。

といった感じ。

毒消しの作用もあって、カカオを飲んだら、蛇に嚙まれても死なない。熱いチョコレート・ドリンクに人糞を入れ、かきまぜて飲むと、ムシ刺されに効く。なあんてところまでくる。試してみるには、ちょっと勇気がいりますが。すごいですね。

時は移り、かつて知られたチョコレートの効果が、科学的に解き明

4

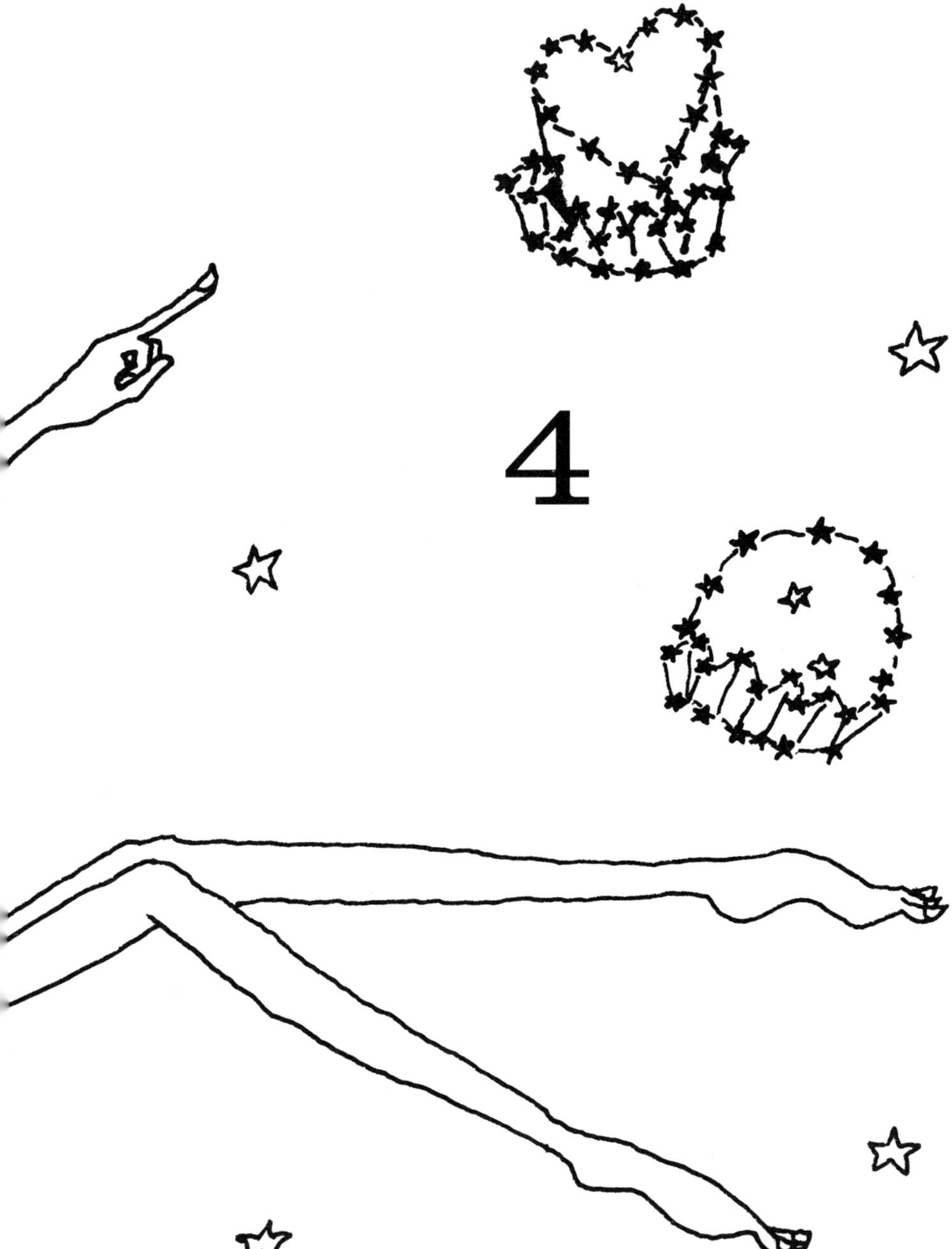

驚異の
チョコレート・パワー

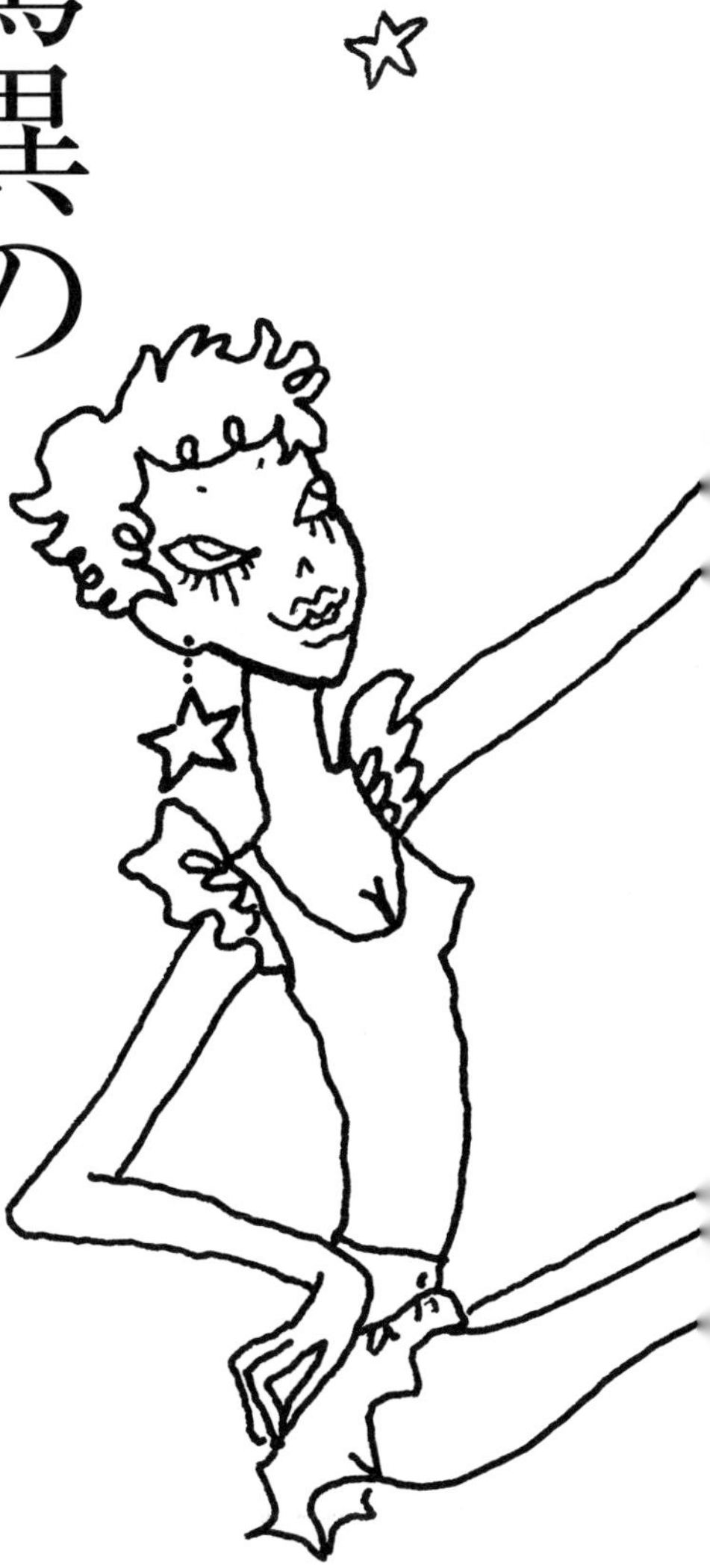

チョコレートで、便秘知らず

ダイエットに失敗して苦しんでいるあなた、もしかしたら、便秘じゃないですか？

便秘は、ダイエットの大敵。

太っている人は、どうしても運動不足から、皮下脂肪がたくさんついていて、腹筋の力も弱い。腸を健康的に動かすことができないので、便秘になりやすいのですね。痩せようとダイエットをして、食べ物を制限していると、食物繊維がさらに不足しがちで、便秘がひどくなる。それが腸内の有害物質をはびこらせて、肌荒れや生活習慣病の原因ともなる。そしてそのストレスと運動不足でまた太る・・・。

肥満と便秘の悪循環が繰り返されていることは、間違いないようです。

とにかく、便秘を解消しないと、美しくダイエットすることはで

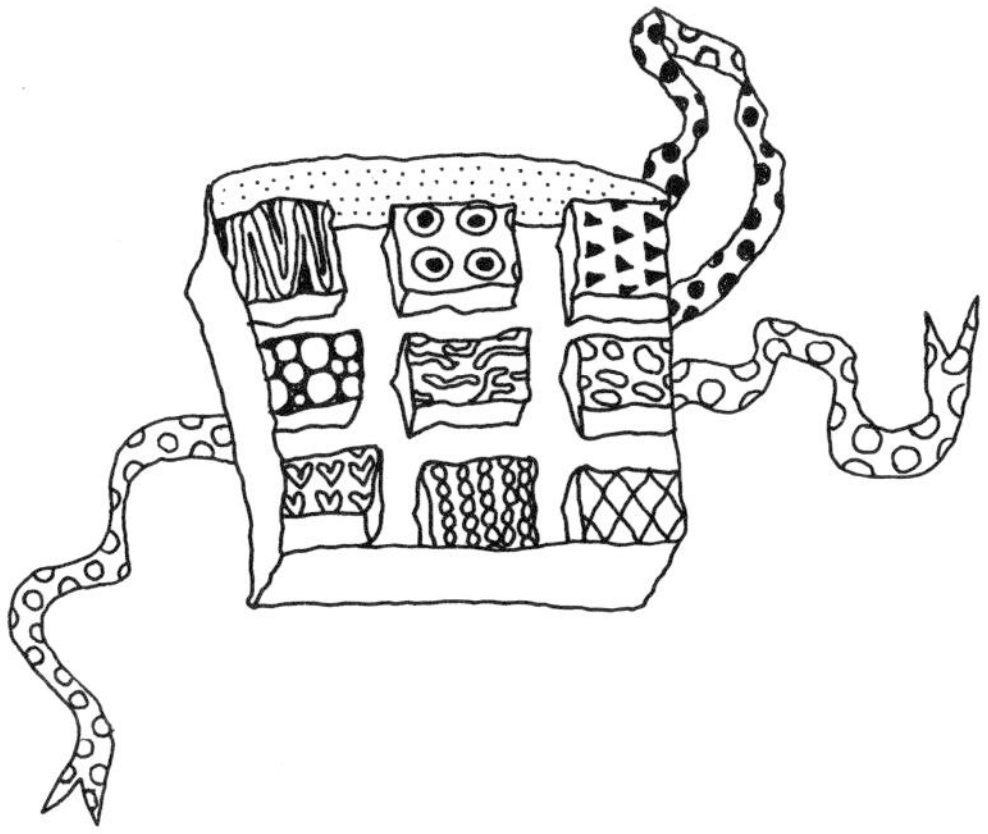

きません。

1日に摂取したい食物繊維の量は、20〜25gといわれています。にもかかわらず、現代の日本人の食生活では、この半分の量も摂取できていないという調査結果が出ているのです。

ここで登場するのが、じゃ〜ん、チョコレートです。

実はね！

チョコレートには、豊富に食物繊維が含まれているのですよ！

驚いた？

どういうわけか、日本の科学技術庁資源調査会による食品成分表には、ホワイトチョコレートやミルクチョコレートの項目しかなくて、純度の高いチョコレートの栄養価が記されておらず（残念です）、参考にはならなかったのですが、探したらね、ありました、ドイツに資料が！　科学出版社メドファームの食品成分表（Die Zusammensetzung der Lebensmittel Nährwert-Tabellen）です。

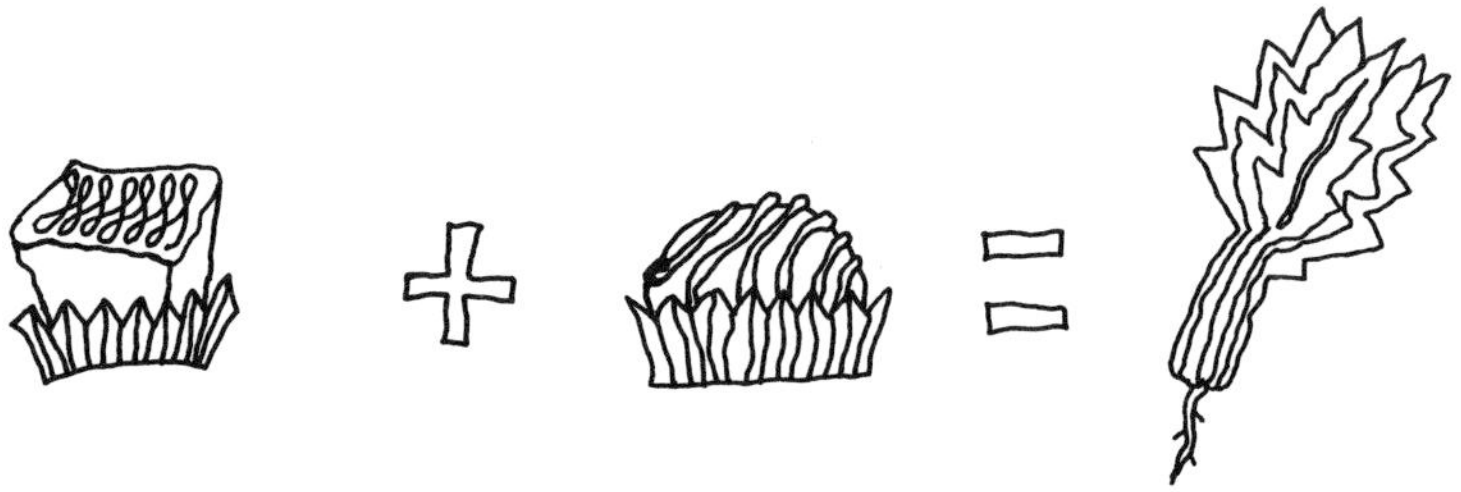

それによると、カカオ45%（ミルクなし）のチョコレート100gに含まれる食物繊維は、15gと記されています。

こんな算出法もあります。ピュアココアの34%が、なんと食物繊維だと知られているのですね。カカオ45%の場合は、

100g×0.45×0.34＝15.3

ね、同じ数字が出てるでしょ！

これで計算すると、私たちの選んだカカオ70%のチョコに含まれる食物繊維は、100g×0.7×0.34で・・・な、な、なんと、23・8gになるのです！

つまり、チョコ100g食べていれば、それだけでもう、1日の必要量が楽々摂れてしまう！

勿論、野菜などの他の食べ物からも食物繊維は摂れますから、［表2］の食生活を守っていれば、チョコ1日50gでも、じゅうぶん間に合う分量です。

食物繊維は、消化されないまま、しばらく胃に留《とど》まるため、空腹

感が抑えられます。だから、チョコを食べると、お腹が満足して、過食にならず、ダイエットに効果的なのですね。

さらに、腸の壁に膜を作って、コレステロールや発ガン物質など、有害な物質から体を守ってくれるんです。

すばらしいでしょう!!

正直なところ、チョコを欠かさない私は、全く便秘ではありません。(ついでに、下痢もない。)だいたいいつも、夕食のあとや、夜遅く帰宅したあと、音楽を聴きながら、チョコとお茶でほっと一息つくので、翌朝には快便ですね。日中にも、チョコをつまんだりします。海外を旅していて、慣れない食事を続けたときには(私は常に現地のものを食べる主義なので)、幾分便秘ぎみのこともありますが、数日で元通りになります。

この本を書くことになって、自分でも、実験をしてみることにしました。チョコを食べる量と、タイミングと、便通との関係をです。

すると！　チョコを食べない時間が長くなると、やはり便通のタイミングも悪くなり、どうもお腹が重い。その後まとまった量のチョコを食べると、2~3時間後にお通じがあって、お腹すっきりになるんですよね。それはもう、面白いくらいに、体が反応するんです。ま、単純と言ってしまえば単純だけど・・・こういうふうに素直に反応する体を作る、っていうのも大切だと思いませんか？

ともあれ、私の人体実験済みですから、ぜひ皆さんも試してみてくださいね。結果がすぐに出るかどうかは、個人差もあるでしょうけど、体が健康なサイクルを体得したら、あとはすごく楽になりますよ！

チョコレートで、美しくなる

「肌が荒れて、ボロボロなのよ。顔色も悪いし」

「貧血でね、立ちくらみしちゃって・・・特に生理中は困るわ」

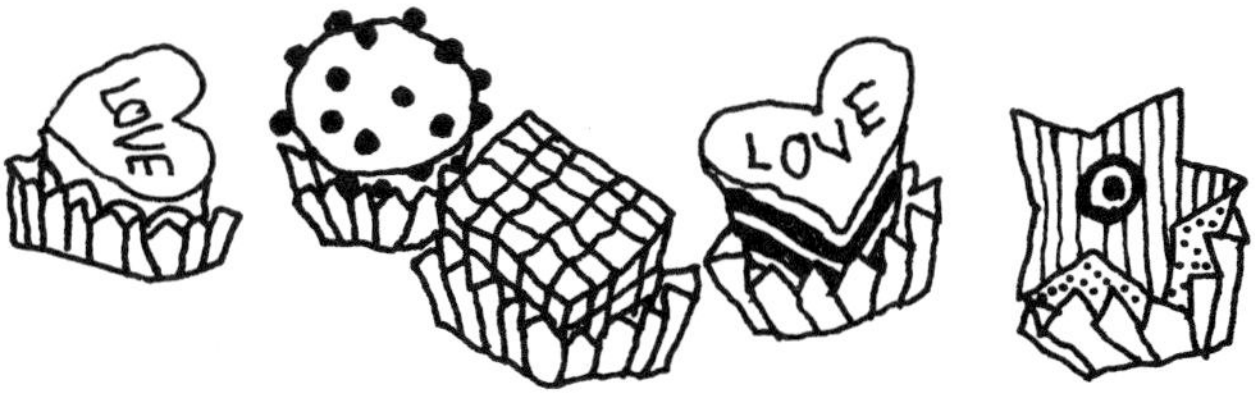

「冷え性で、手も足も、感覚がないくらいに冷たいのよ」

こんな女性ならではの悩みを、あなたはかかえていませんか？

ひょっとすると、ミネラル不足かもしれません。

ミネラルは、体の機能を維持するための、大切な元素。［表1］にもまとめられている通り、体の構成成分になったり、体液や筋肉の働きを調整したりと、欠くことのできない微量栄養素です。必須のミネラルは16種類といわれていますが、大事なのは、これらのミネラルをバランスよく、摂取すること。しかし、これがなかなか難しいのですね〜。

外食をしたり、インスタントやファーストフードの多い現代の私たちの食生活では、どうしてもナトリウムの摂りすぎになってしまいます。これにカリウム不足が重なると高血圧になるなど、ミネラル間のバランスの崩れが、さまざまな弊害をもたらしているのです。最近では、サプリメントで特定のミネラルだけを多く摂りすぎる人も多いようで、それがさらにバランスを崩すことになってしまう。

食品から、自然にバランスよくミネラルを摂るのが、一番なのですね。

さあ、そんなミネラルの数々を、チョコレートが豊富に含んでるって、皆さん、ご存じでした⁉

たとえば、カリウム。

カリウムは、心臓や筋肉の機能を整え、摂りすぎたナトリウムを排泄し、体内の水分の代謝を活発にし、高血圧を予防してくれます。カリウムが不足すると、疲れやすく、筋力も気力も低下してしまうの。夏バテも、カリウム不足が原因のことが多いんですって。不眠症になったり、肌のトラブルが起こったりするとも言われます。生き生きと毎日を送るために、重要なミネラルなのですね。体内に蓄えられずに排泄されてしまうため、不足がちになります。積極的に補ってあげたいものです。

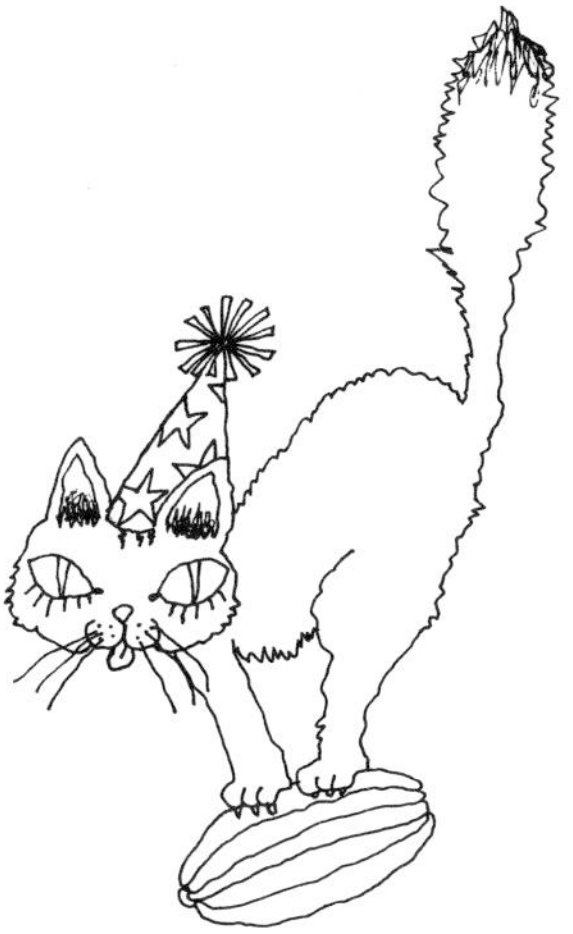

チョコレートには、鉄分も豊富です。鉄については、皆さんもよくご存じでしょう。赤血球のヘモグロビンの成分になって、体中に酸素を運んでくれます。鉄が不足すれば、肌の色つやが悪くなり、鉄欠乏性貧血を引き起こし、疲れやすくなったり、冷え性になったりします。つまり、鉄は、女性が美しさを保つためには、なくてはならない元素なんですよね。

チョコレートには、この鉄の吸収を良くする銅も、同時に含まれていますから、理想的なミネラルの摂り方といっていいでしょうね。

マグネシウムも、大切。筋肉や心臓、骨を丈夫にし、精神を安定させて、ストレスから私たちを守ってくれます。糖質や脂質の代謝に関わっているので、ダイエット中の人には、嬉しい応援団となるでしょう。

他にも、味覚や嗅覚《きゅうかく》、免疫機能に効果のある亜鉛、骨の生成のさいに働くリンといった多くの種類のミネラルを、チョコレートはしっかりともたらしてくれるのです。


さらに、さらに。

あとでもう少し詳しく書きますが、チョコレートに含まれているカカオマス・ポリフェノールは、美貌の大敵、シミ、シワに効果的に働きかけ、更年期障害のさまざまな症状も緩和してくれるんですよ！　まったく、嬉しいことだらけ。

どうです？　チョコレートは、実にたのもしい女性の味方、でしょ。

頭のよくなる、チョコレート

覚えてますか？

「チョコレートで、幸せ気分」の項目の中で、チョコレートに含ま

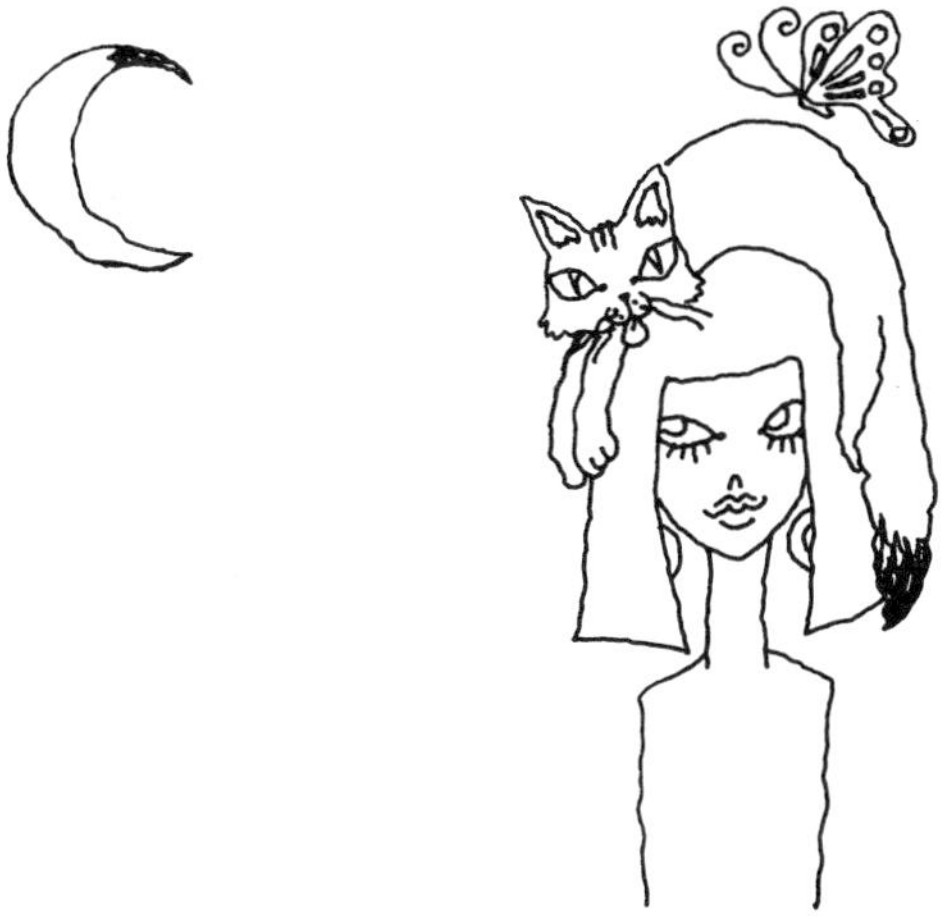

れている、カフェインやテオブロミンといった刺激性の物質は、交感神経に働きかけ、脳の活動を活発にする、と私お伝えしましたよね。

え、忘れちゃった？

あら、大変。すぐに、チョコレートを食べてくださいな。

脳を働かせるためには、まずガソリンにあたるブドウ糖を、入れてあげなくちゃいけません。他のものではダメなんです。ブドウ糖だけが、脳の栄養になるんですね。チョコレートの甘みが、脳を動かす力になってくれます。

（ダイエットのためには、コーヒーも紅茶もノン・シュガーでね、って言いましたけど、疲れ果ててもう何も考えられない、ってときは、少しお砂糖を補ってあげましょう。）

チョコレートに含まれるテオブロミンが、大脳皮質を刺激し、集中力、記憶力、思考力を高め、やる気を出させてくれます。

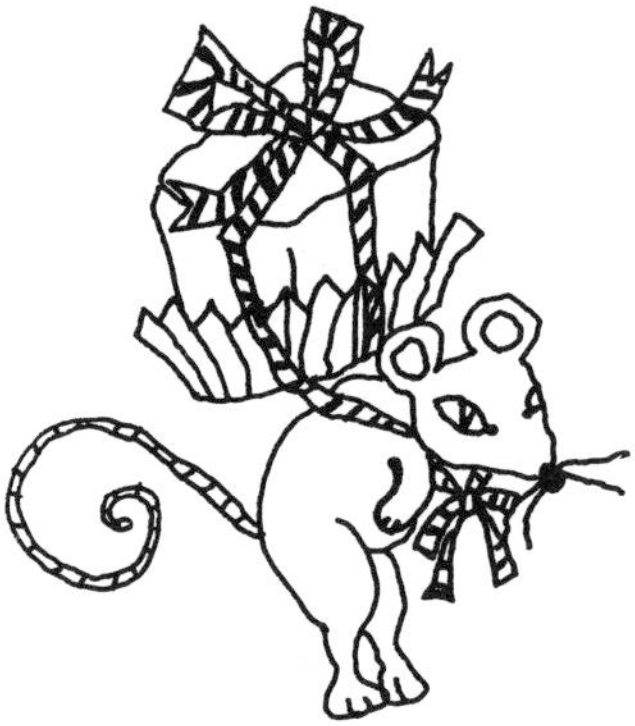

さらに！

チョコレートの原材料の中に、レシチンって物質が入っているでしょう？　チョコレート製造の過程で乳化剤として加えられるもので、主に大豆から得られる、天然のリン脂質なんですが、これが、スグレモノなんですよ。

レシチンは、卵黄や大豆、ピーナツなどに多く含まれている、細胞膜や脳、神経組織などの重要な構成成分です。血中のコレステロール値を調整し、動脈硬化を防いだり、肝臓の脂肪を分解し、腎臓の機能を正しく保ち、代謝を促して、肥満を予防したり改善したりしてくれます。

それに加えて、このレシチン、「脳の栄養素」などとも呼ばれるのですよ！

私たちの脳の中には、一千数百億個の神経細胞（ニューロン）があるといわれています。このニューロンを結ぶシナプスのネットワークが、私たちの脳の活動を司《つかさど》っているのです。張り巡らされたシナプスを、神経伝達物質が行き来するわけですが、なんと！ この神経伝達物質の合成に、レシチンが欠かせないのです。レシチンをしっかり摂っていれば、記憶力や集中力が高まり、頭が活発に働くというわけ。難しい試験勉強のときも、やっかいな企画や交渉事でも、レシチンが一生懸命働いて、あなたをサポートしてくれますよ。そのうえ、すばらしいことに、老人性痴呆《ちほう》にも効果があると、いわれているのです。

だからね、ダイエット中のお嬢さんだけでなく、お子さんから、お兄さん、お姉さん、お父さん、お母さん、おじいちゃん、おばあちゃんまで、みんな、チョコレートを食べて、賢くなりましょう！

チョコレートは、病気と戦う

ポリフェノール、って言葉、聞いたことあるでしょう？

そうそう、赤ワインに豊富に含まれていて、そのおかげで赤ワインをたくさん飲むフランス人には心筋梗塞《しんきんこうそく》が少ないんだとか、って話題になりましたよね。日本茶でも、カテキンっていう名のポリフェノールがよく知られるようになりました。

うふふ、実はね、チョコレートにも含まれてるのですよ、ポリフェノール。赤ワインよりも、緑茶よりも、大量に、しかも、しかも、吸収率もぐんと高い、カカオマス・ポリフェノールが！

カカオマス・ポリフェノールは、いさましい戦士です。私たちの体をさまざまな危険から、守ってくれます。

ガン

私たち人間が生きていくうえでなくてはならない、酸素。その酸素が、体内で安定した状態から、不安定な電子状態になってしまうことがあります。これが活性酸素と呼ばれるもの。「活性」なんていうと、活動的でいいイメージを持たれるかもしれませんが、とんでもない、これがなかなかのワルなんです。周囲の細胞にちょっか

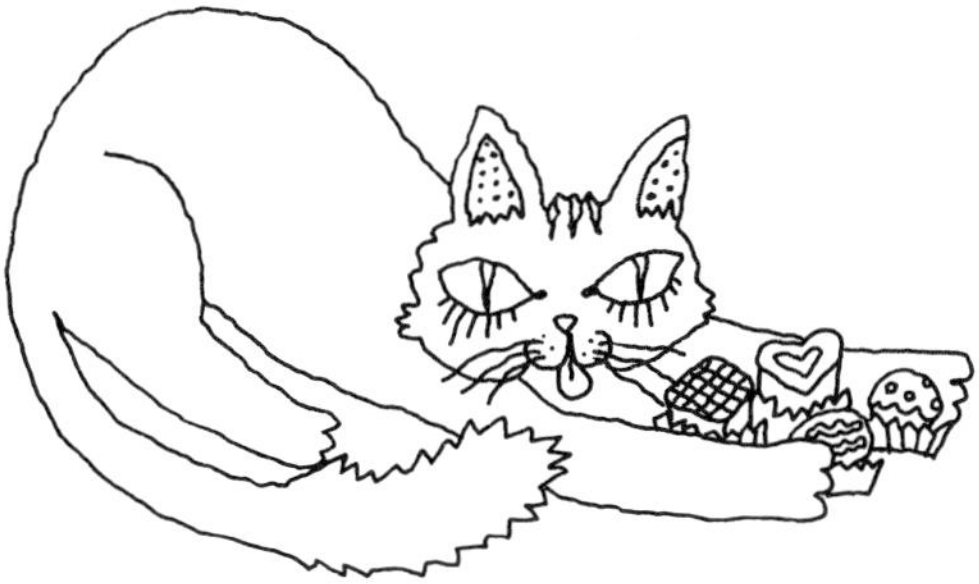

いを出して、酸化させ、正常な働きを狂わせてしまうんですね。

この活性酸素が、細胞内の遺伝子ＤＮＡを攻撃したら、大変。狂った細胞が発生増殖し、それがガンになるというわけです。

さあ、ここで、カカオマス・ポリフェノールの登場です。有害な活性酸素を抑制する、というすばらしい働きがあります！　結果、ガンの発生や悪化を抑えてくれる、というのです。

第３回チョコレート・ココア国際栄養シンポジウムでの、杏林大学神谷茂先生の発表によると、チョコレートの消費量の多い国ほど、胃ガンによる死亡者数が少ないんですって。次ページのグラフを見てください。国別のデータ比較で、はっきりと、結果が出ていますよね。ひとりあたりチョコレートを最もたくさん食べているスイスと、日本とをざっと比べてみましょう。日本人は、スイスの約６分の１しかチョコレートを食べていないのですが、胃ガン死亡率は、なんと３倍以上にも上るのですよ！

実は、私の母は胃ガンを患い、手術を受けました。ガンになりや

胃ガンによる死亡率と、チョコレートの消費量との関係

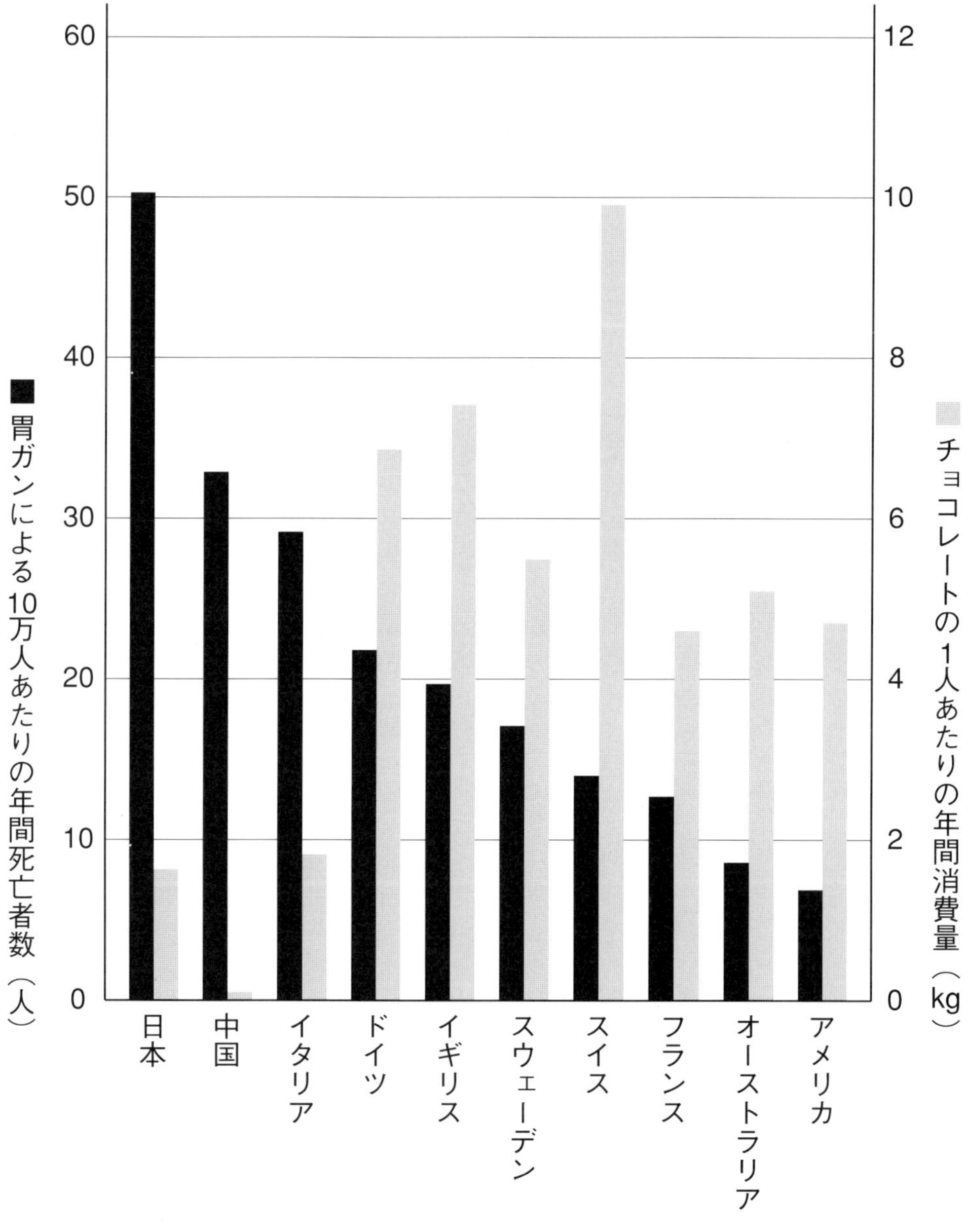

第3回チョコレート・ココア国際栄養シンポジウムでの、
杏林大学医学部神谷茂教授の発表による

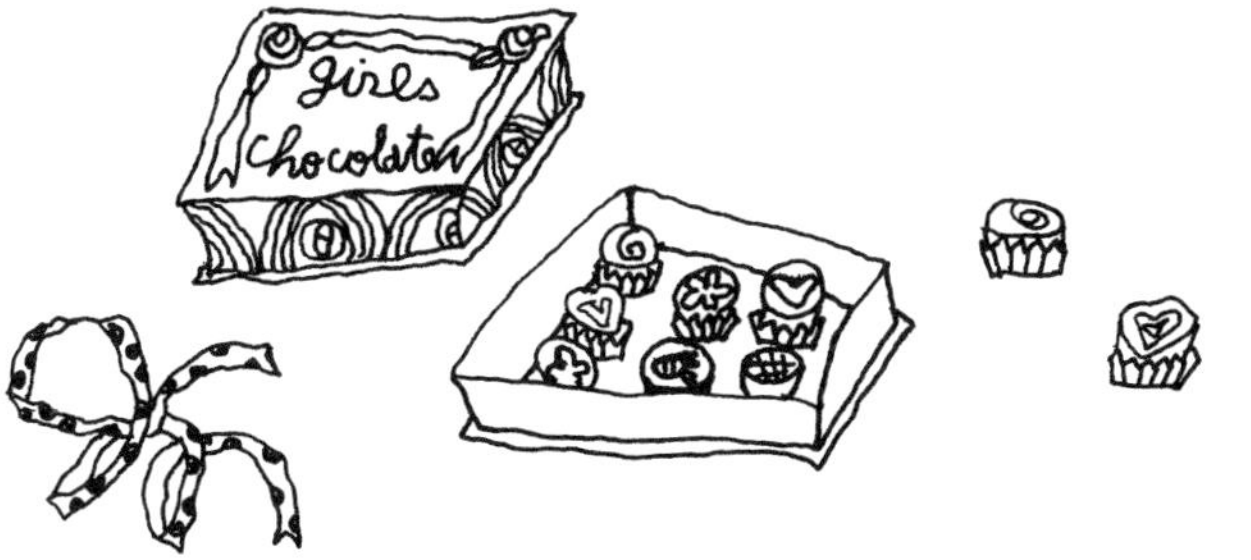

すい体質は遺伝するといわれていますから、私もガンに罹《かか》る危険性が極めて高いはずです。特に胃は丈夫なほうではないので、もし何かあるとしたら真っ先に胃ガンだろうと、気を付けて検査を受けるようにしています。しかし、この歳まで問題なく来られたというのは、きっとチョコレートのおかげではないかしら。カカオマス・ポリフェノールに感謝、感謝。

動脈硬化

問題児、活性酸素を発生させる要因は、私たちのまわりにたくさんあります。紫外線や大気汚染、排気ガス、ストレスやタバコもよくないのです。生活が便利になればなるほど、人工的な食品や電化製品に接することになり、これらもまた、原因になってしまうんですって。まあ、活性酸素は盛り場でたむろしている不良少年、って感じですかね〜。

その活性酸素が、血液の中の悪玉コレステロールに因縁をつけて

（つまり酸化させて）、動脈硬化を引き起こすといわれています。だから、カカオマス・ポリフェノールは、動脈硬化の予防にも効果あり、なんですね。

カカオマス・ポリフェノールは、他の細胞が傷つけられる前に、身を挺して、自分が酸化されて犠牲になり、活性酸素を無害化するの。わ〜、なんて、エライんでしょう！

老化（シミ、シワ、更年期障害、ボケ）

活性酸素の悪行の数々、まだまだあります。

さまざまな老化現象も、そうなんです。

年を追って増えていく、シミやシワ、いやですよね〜。つるつる、ピカピカだったあの十代のお肌は、もはや遠い美しい思い出・・・。高価な化粧品に一縷《いちる》の望みを託し、日々鏡を覗《のぞ》きこむ女心を、誰も笑うことはできないでしょう。

このシミやシワを生じさせ、若さを奪っていくのも、活性酸素。

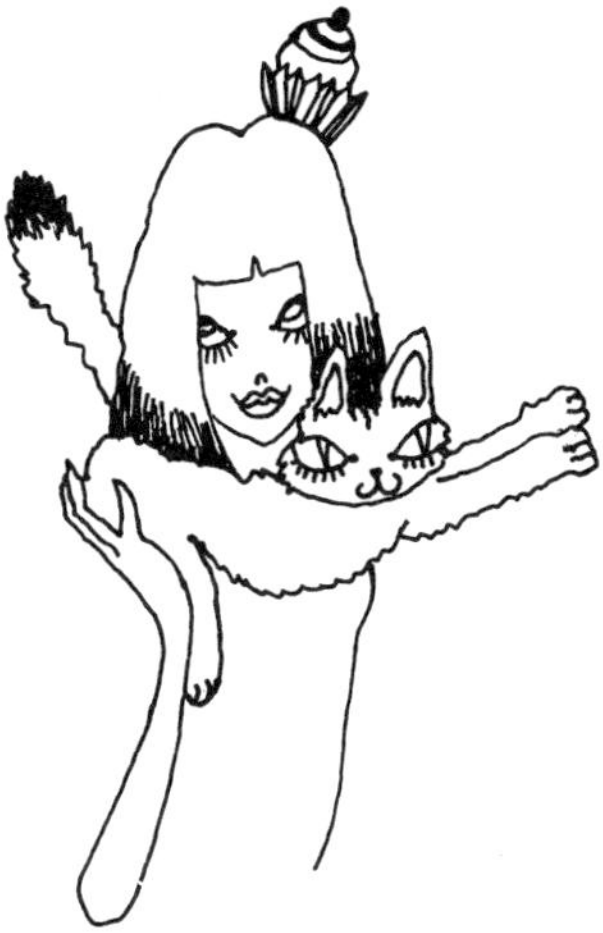

にっくきヤツです。

それだけじゃありません。更年期障害、白内障、老人性痴呆症などにも、活性酸素が大きく関わっているのです。

はい、ご期待の通り、ここでまた、カカオマス・ポリフェノールの登場です。老化現象の数々を、なんとしてでも、食い止めましょうよ。（ボケを防ぐには、前述のレシチン効果もプラスされ、有効ですね！）

カカオは、学名をテオブロマといいます。これは「神様の食べ物」という意味。けして老いることのない神様から授けられた、不老長寿の食べ物、それが、カカオ、チョコレートだったのですよ！

ところで、ポリフェノールには、カカオマスだけでなく、緑茶のカテキンや、ブルーベリー、ぶどう、なすなどに含まれるアントシアニン、大豆のイソフラボン、そばやグリーンアスパラ、トマトのルチンなど、300種類以上あるといわれています。カカオマス・ポリフェノールは強力ですが、できるだけ幅広く、多くの種類のポリフェノールを摂ったほうがさらに効果的ですので、その意味でも、ぜひ［表2］の毎日の食生活を、くれぐれも大切にね。

胃炎、胃潰瘍

「胃が重い」「痛い」「むかむかする」なんて、現代生活では日常茶飯事。あちらでもこちらでも、胃の不快を嘆く声が聞こえてきます。

食べすぎ、飲みすぎ、ストレスによる胃炎はわかりやすいですが、このところ注目を集めているのが、ピロリ菌の存在。

入ってきた食べ物を片っ端《かたぱし》から消化しちゃうんですから、私たちの胃の中はものすごく強い酸性状態になっています。そんなところでもがっちり生き残っているなんて、ピロリ菌は強豪ですよね。日本人の場合、40歳以上の7割が、このピロリ菌に感染しているといわれます。

当然のことながら、このピロリ菌の出す毒素が、なんとも強烈なんですね。胃の粘膜がやられて、炎症が起きてしまったり・・・。

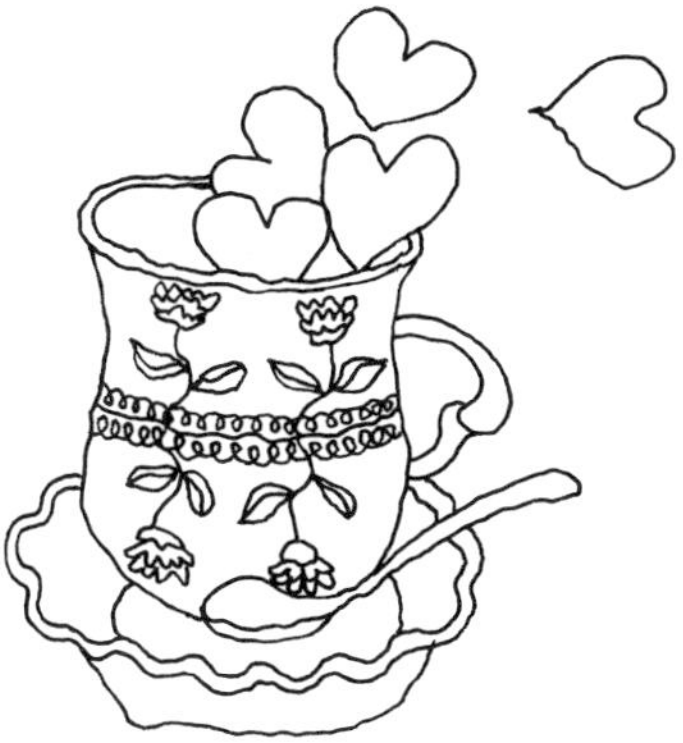

悪化すると、胃潰瘍《いかいよう》や、さらには胃ガンにも進行してしまう危険があります。

さあ、さあ、このピロリ菌をやっつけて、殺菌してくれるのが、カカオマス・ポリフェノールなんですよ！　この殺菌効果は、食中毒を起こすO-157にも、有効です。

日頃からチョコレートで、胃のコンディションを整えておきましょう。お酒を飲むとき、チョコをおつまみにするのも、賢い選択ですよ。

その他、チョコレートには、免疫力を高め、アレルギーに効果があったり、ストレスをやわらげ、リラックスさせてくれるという働きもあります。現代人のかかえているさまざまな問題から、甘く優しく守ってくれるナイト、それがチョコレートなのです！

ここで、もうひとつ、お知らせ。

カカオマス・ポリフェノールは、一度に大量に摂っても、体内に蓄積されません。2~3時間くらいしか、もたないのですね。効果を最大限に生かすために、朝、昼、晩など、何回かに分けて、食べることをお勧めします。勿論、薬じゃないですから、そんなに厳密に時間を守る必要はありません。おおざっぱに、たとえば、毎食後デザートとしてかじるとか、3時のおやつにするとか、そんなていどでいいのです。私は、バッグに携帯用のチョコを入れて、それこそ、チョコチョコつまんでますよ!

さあ、皆さん、善は急げ、です。今日から、チョコレートで、賢く、おいしく、美しく、健康なカラダを手に入れましょう!!!

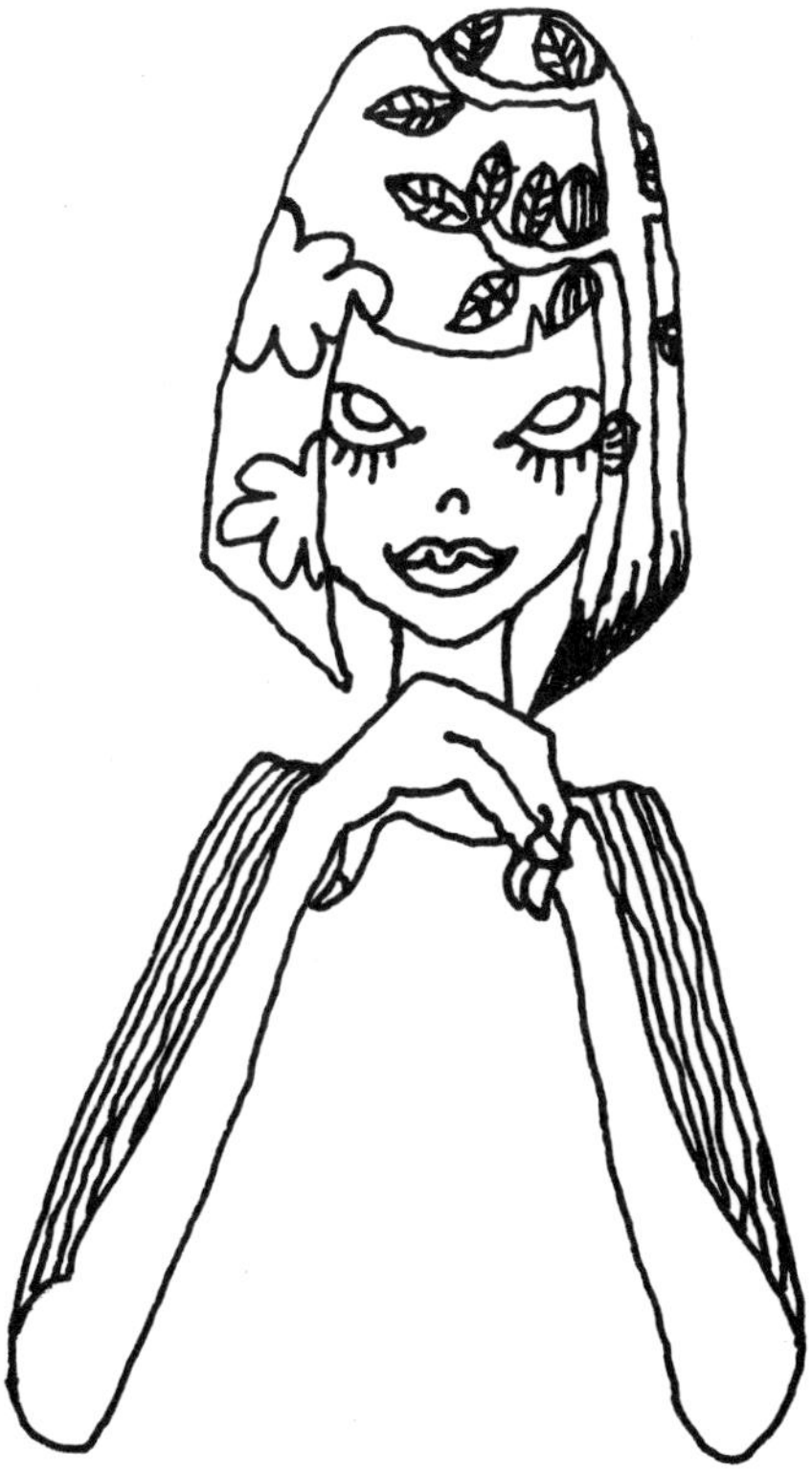

のチョコレートは、内容物が全然違っていますよね。かつてチョコレートに加えられていた多くの謎めいた香辛料類の効果も加味しないでは、結論を出すことは難しいかもしれません。私たちが口にしている現代のチョコレートにそういう作用があるとは、証明されていないのですが・・・。

でも、う～ん、どうかしら?　気になるようなら、ボーイフレンドで、あなたも一度、試してみたら?

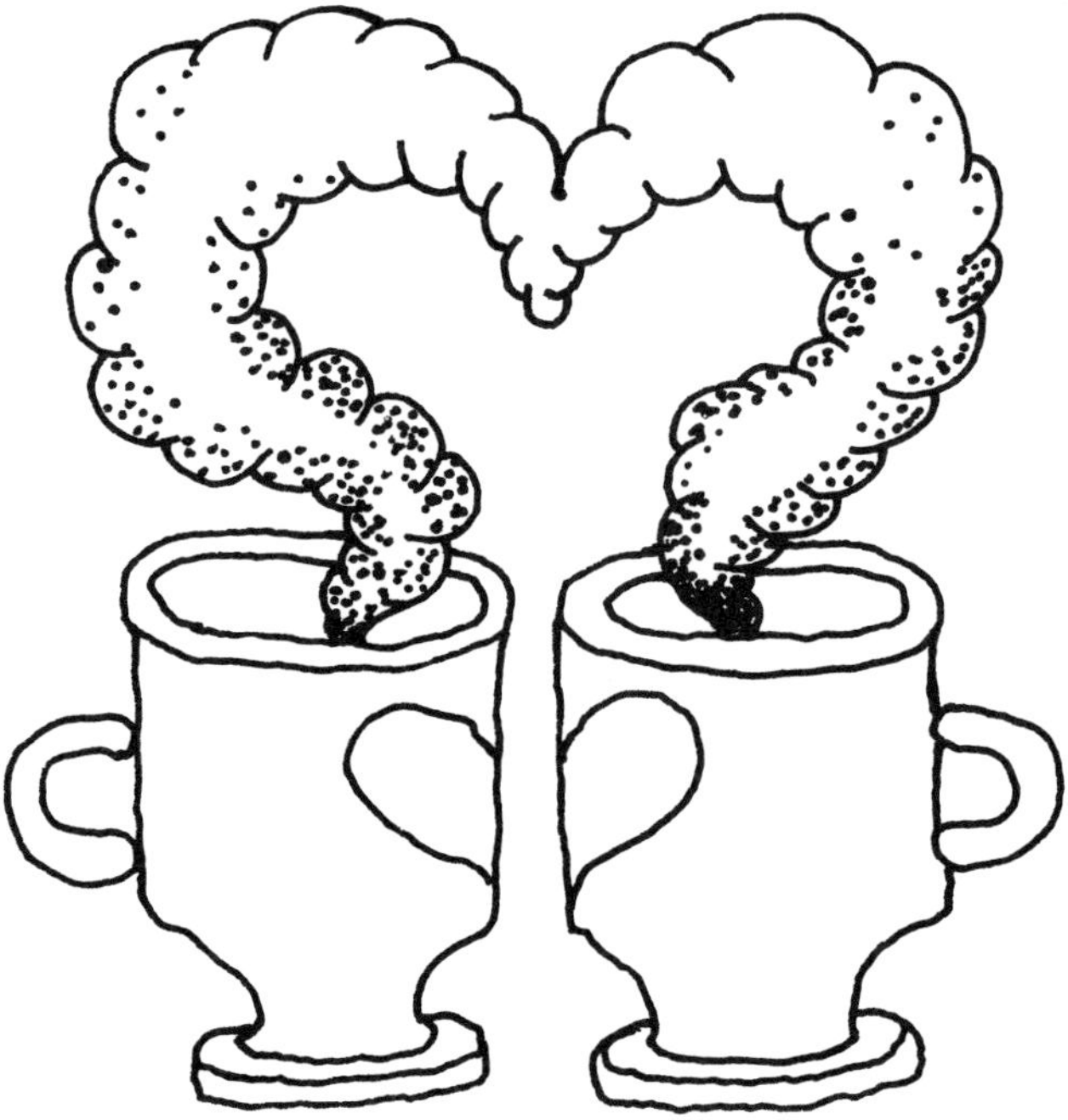

チョコレートは、愛の特効薬だった?

チョコレートをこよなく愛した、偉大なアステカの王、モンテスマは、女性と交わる前、必ずチョコレートを飲んだそうです。

また彼は、貢物として贈られてきたインディオの娘たちに、チョコレートを飲ませたともいわれます。

中米のインディオたちの儀式のなかで、大事なカカオの種を植える前に、男たちは妻と交わったというのもありますし、古くから、アショコバコニの花をチョコレート・ドリンクに入れて飲むと、強壮剤として効果的であることが知られていました。

ほんとうに、そういう効力が、チョコレートにあるのでしょうか?

チョコレートがヨーロッパに入ってから、人々にとってこれはずっと、大きな関心事だったようです。

希代の好色家カザノヴァは、シャンパンのかわりにチョコレートを飲んでいた、なんて話もあったりしたんですよ。

17世紀、18世紀、いや19世紀に入ってなお、チョコレートが性欲を刺激するものかどうかという議論が活発に続いていたようです。

あなたは、どう思います?

確かに、チョコレートは幸福な満足感を与えてくれるものだと、「チョコレート・ダイエット、成功への道」の章で、私も書きました。

それに、とても栄養価の高い食品で、体を健康にし、エネルギーを与えてくれるから、結果的にはそういう力もわいてくるのかも・・・。

ま、モンテスマたちが彼らの時代に飲んでいたチョコレートと、今

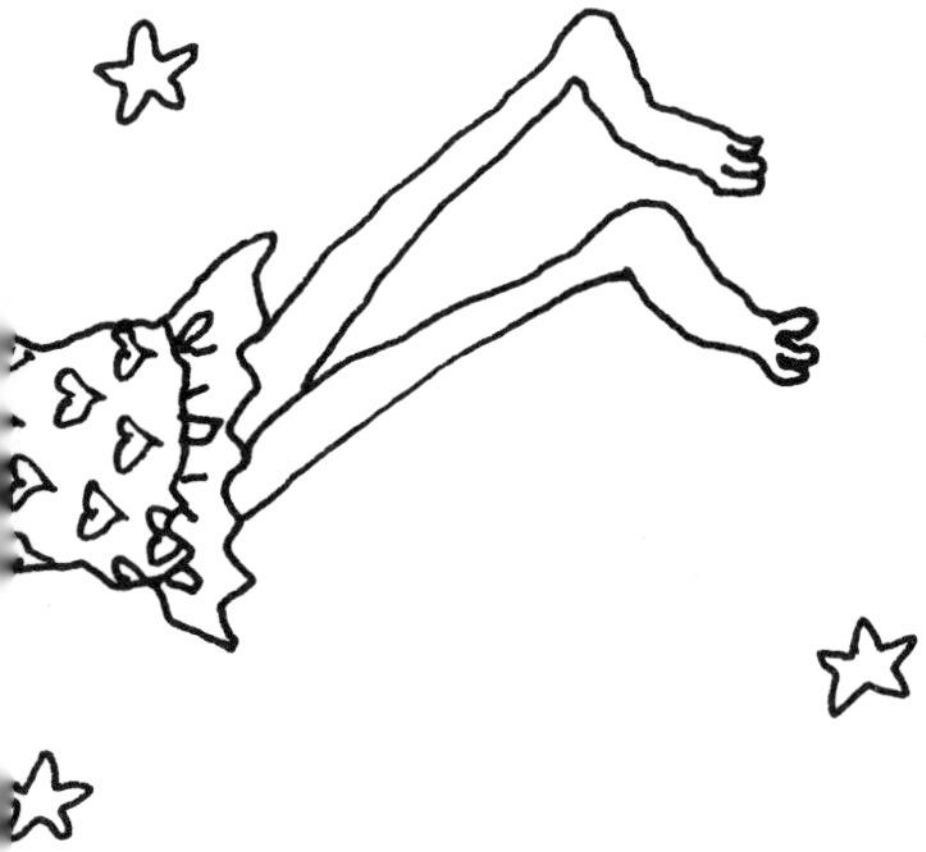

5

エンディング

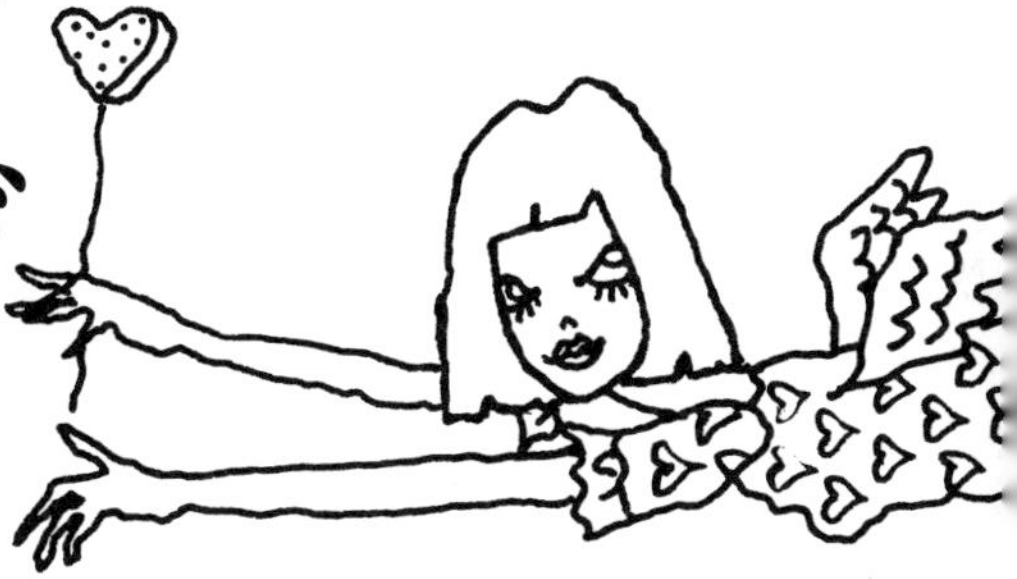

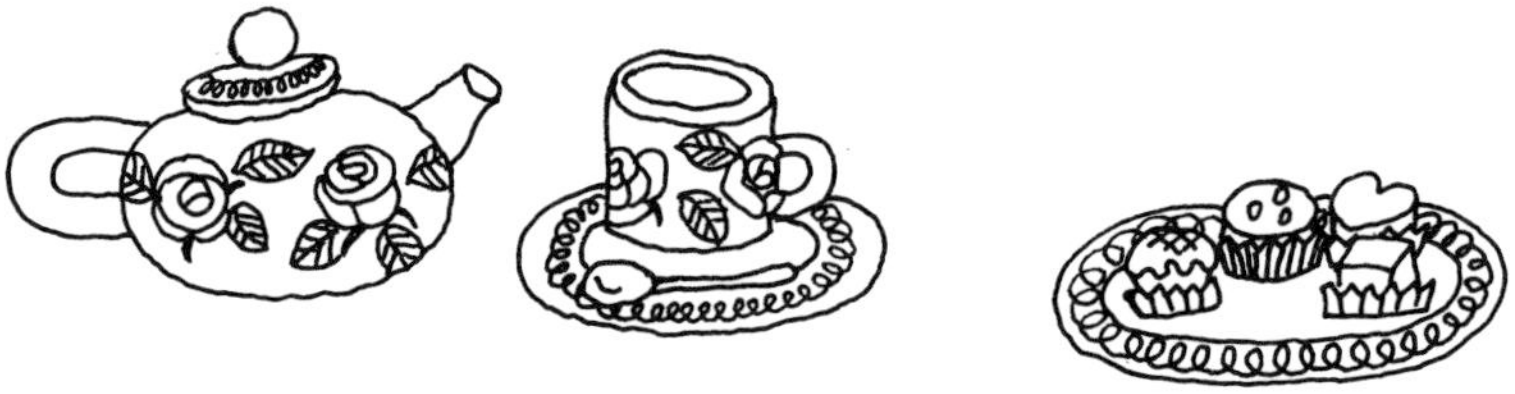

よし、わかった、すぐにもチョコレートを買いに走ろう、と腰を上げたあなた、ちょっと、あと3分、待ってください。

最後にもうひとつ、ぜひともお勧めしたいものがあるんです。

それはね、ビタミンC！　とどめのビタミンCで、私たちのスーパー・チョコレート・ダイエットは、パーフェクトになります。（ダイエット中でない人にも、ビタミンCはあなたの健康を強力なものにしてくれるんですよ。）

日本の栄養所要量では、成人の1日の必要量が100㎎となっていますが、それではとても足りない、と私は感じます。100㎎は、欠乏症が出ない、ぎりぎりの量で、Cが存分に力を発揮するには、もっとたくさんの量が必要なのです。

のんびりと暮らしていた時代とは異なり、現代の私たちの生活は、常に大きなストレスに晒《さら》されています。仕事のプレッシャーや疲労感、人間関係の軋轢《あつれき》、目まぐるしく移り変わっていく生活様式、押し寄せる情報などなど、私たちは日々ストレスと戦って生きていかねばなりません。そのため、多量のビタミンCが消費されてしまうのです。

タバコを喫う人は、さらに大変。体内でビタミンCが破壊されています。自分では喫わなくても、近くの誰かのタバコの煙を喫ってしまえば、同じです。日本ではまだ、申し訳ていどの分煙ゾーンがあるだけで、公共の場での禁煙が徹底されているわけではありませんよね。そのことからも、やはりもっと多くのビタミンCが求められていると思うのです。たとえば、私はこの10倍のビタミンCを毎日摂っています。体内のいわばビタミンC濃度を、高い位置で保ち、しっかり働いてもらっている、とでもいいましょうか。ええ、ビタミンCは、すごい働き者なの！

まず、ビタミンCは、体内のコラーゲンの生成に欠かせない栄養素。十分に摂っていると、私たちの体を作っている細胞たちは、コラーゲンによってしっかりと結ばれ、がっちりスクラムを組んで、外敵と戦ってくれます。免疫力が高まり、体内に侵入したさまざまなウィルスをやっつける。もちろん、風邪のウィルスにも負けません。私がもう何年も風邪を引いていないのは、チョコレートに加え、このビタミンC効果だと思います。たとえ、夜帰宅して「あれ、ちょっと寒気がするなぁ。スタジオで○×さんの風邪がうつっちゃったかなぁ」なんて思ったときも、発泡性のビタミンC1000mg錠をコップ半分の水に溶かし、それで風邪薬を飲んで、暖かくして寝ます。翌朝になれば、もうすっきり、ですよ。

さらに、抗酸化力によって、白内障を防いだり、ニトロソアミンなどの発ガン性物質の生成を抑えるという、抗ガン作用もあります。また過酸化脂質の生成を抑制し、動脈硬化、脳卒中、心筋梗塞を予防してくれます。解毒作用だって、ある。あ~、すごい！

そうそう、ビタミンCは美容にも欠かせません。C配合の美白化粧品が大人気なのは、皆さんご存じですよね。ハリのある美しい肌をもたらし、粘膜や血管を丈夫にしてくれます。鉄分の吸収をよく

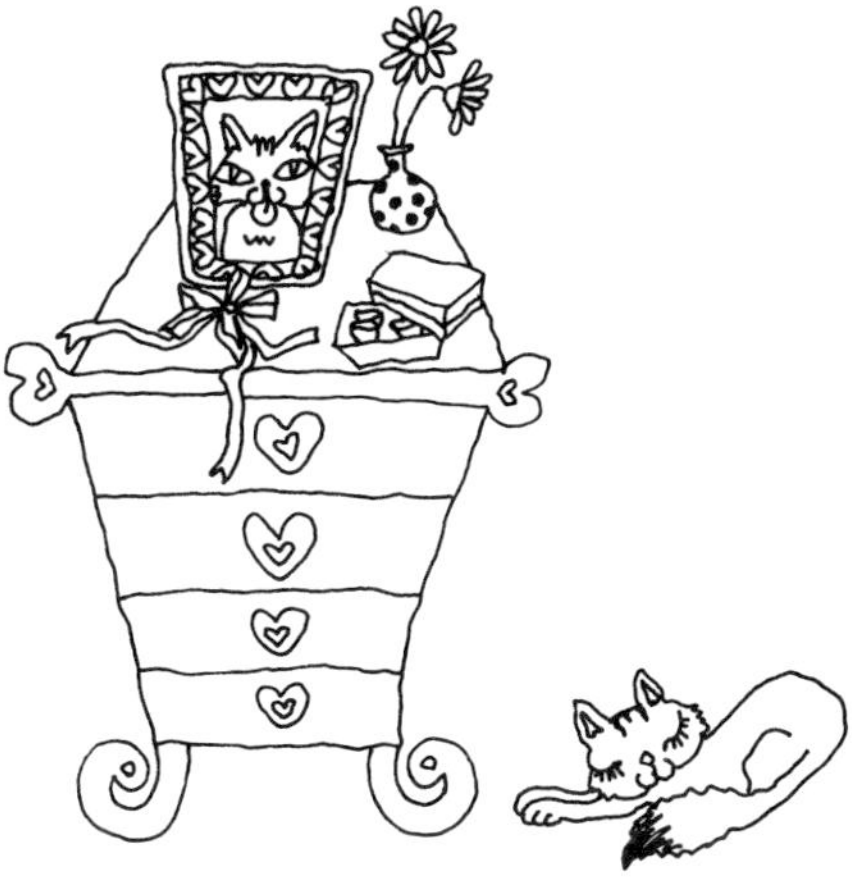

してくれるので、貧血対策としても有効なんです。
副腎皮質ホルモンの合成に関わり、ストレスをやわらげてくれますから、ダイエットの成果もあがるはずですね。
安心なのは、ビタミンCが水溶性で、たとえ多めに摂りすぎてしまったとしても、余分は尿として排泄されるということ。そのときの目安としては、便が少し柔らかくなることかな。むざむざ捨ててしまうほどの分量を摂るのはもったいないですし、トイレに行く回数が増えるのも面倒ですから、自分にとっての適量を、見つけてください。私の経験では、1日1000㎎摂ると、すこぶる快調ですよ。
1000㎎というと、食べ物だけから摂るのは少し難しいケースもあるかもしれません。市販のビタミンC剤を併用する手がありますね。ビタミンCはさほど複雑な物質ではないので、薬局で扱っているものはだいたいどれでも大丈夫と思いますが、私の経験からいうと、錠剤よりも、水に溶かして飲むタイプのもののほうが、胃の負担も軽く、吸収もいい気がします。

さあ〜、これでもう、向かうところ敵ナシ！
もう一度、繰り返しますよ。賢く、おいしく、美しく、健康に、
ダイエットを成功させましょう！
Good Luck（グッド・ラック）！！！

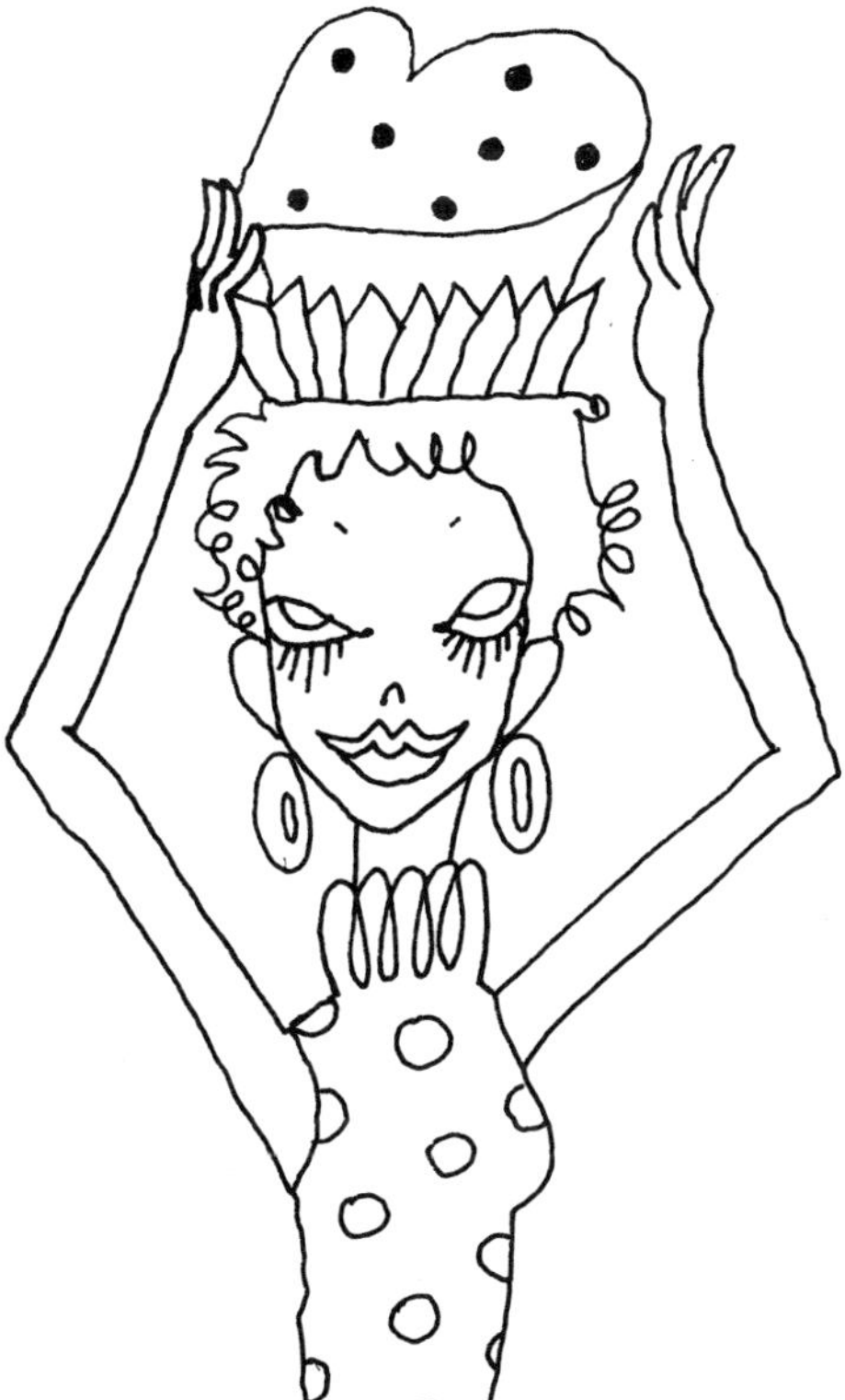

恩恵を受けられるのも、みなこの4つの発明のおかげですね。感謝。

そうそう、ひとつ、お話しし忘れました。3つめの発明のダニエル・ピーターさん、実は、もともとはロウソクの職人だったんですよね。ところが、チョコレート工場を経営していたフランソワ・ルイ・カイラーの娘と恋に落ち、転職して、チョコレート職人になったのです。ココアバターとロウって、とても似た性質があったんですって。彼はそれまでの経験を活かし、日夜努力を重ね、ついに新しい技術を完成させたのです。深い愛の力ですね〜。

ね、チョコレートには、やっぱり、愛の物語が似合うでしょ。

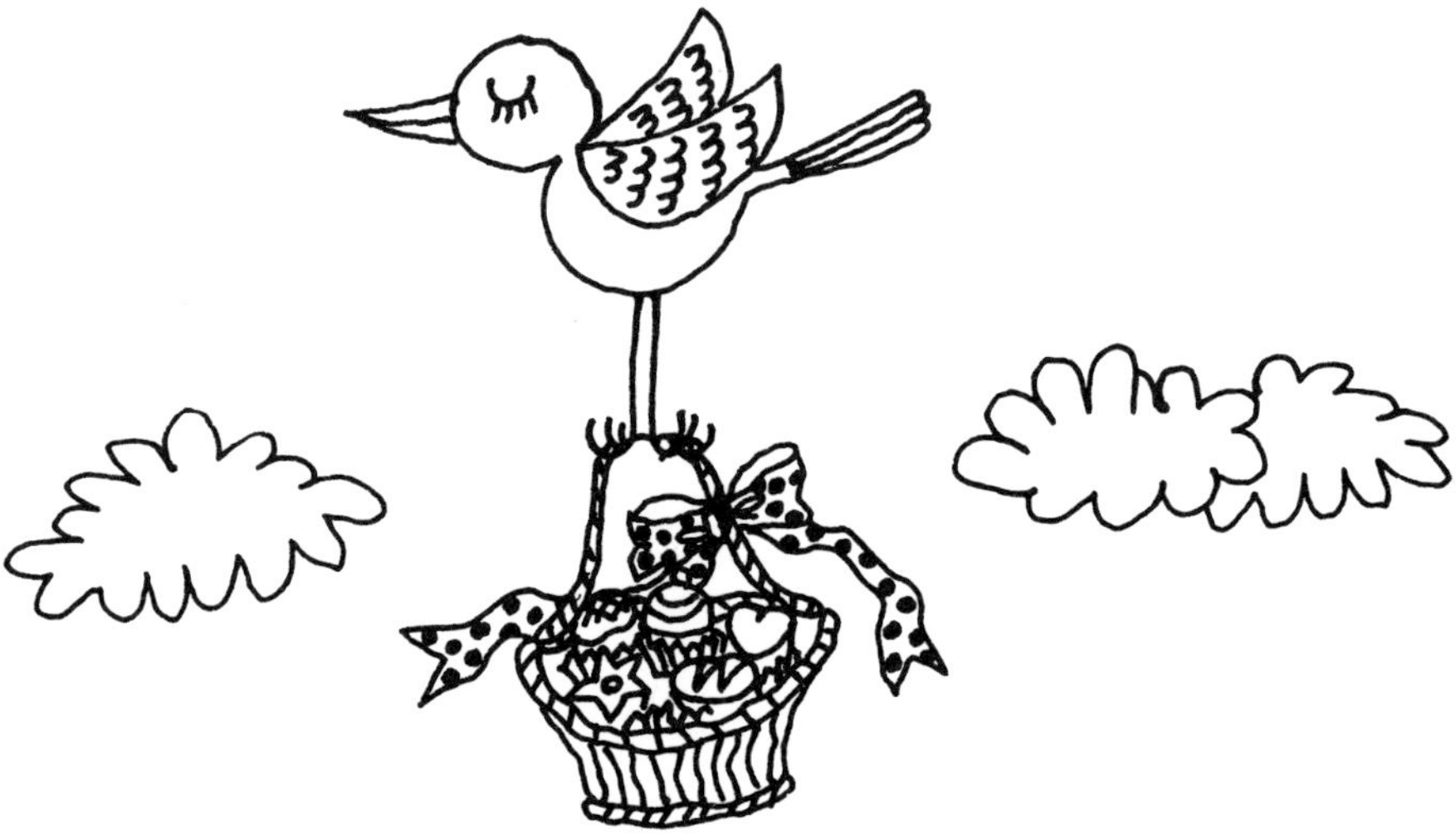

チョコレート、
4つの革命が世界を変えた

長い間、飲み物だったチョコレートが、現在の固形の食べ物に変身したのには、19世紀の大きな4つの発明が、関わっていました。

まず1つめ、それはオランダのヴァン・ホーテンによるもの。それまでのチョコレートは脂肪分が多く、口当たりも消化も悪い飲み物でした。ヴァン・ホーテンは、カカオ豆をプレスして、この油分を分離させ、ココアとココアバターに分ける、画期的な方法を編み出したのです。このココアが、今私たちが飲んでいるココアへと繫《つな》がっていくわけですね。

2つめは、イギリスのフライ社が、食べるチョコレートを世に送り出したこと。ヴァン・ホーテンの発明を受けて、カカオのペーストに砂糖、そしてココアバターを混ぜて、型に流し、成型して、現在の板チョコレートを作り出したのでした。

3つめは、スイスのダニエル・ピーターが、ミルク・チョコレートを完成させたこと。カカオのペーストに砂糖、粉乳を混合し、それにココアバターを加えて、ミルク・チョコレートを作るという技術を確立したのでした。

さあ、ここまできても、チョコレートの粒子はまだまだ大きく、口当たりの悪いものでした。その粒子を細かく砕く機械が発明されました。スイスのルドルフ・リンツによるものです。かくして、口の中でとろーりとろける、舌触りのよいチョコレートが、ついに生まれたのでした。

今、私たちがチョコレートの甘い幸せに浸り、その驚異のパワーの

ほんのちょっとした、あとがき

子供のころの母の教えというのは、大きいものですね。ほんとうに、それが一生を左右することになる・・・。

年がら年中忙しいけれど、この歳になっても、なお健康で元気で楽しく仕事を続けていられることを、私はいつもありがたく思っています。ふと気付くと、それは幼い日に譲り受けた、私の母からの飛び切りのプレゼントだったのです。

本書で詳しく書いた通り、日々の暮らしのなかで、母は具体的、実践的に、全ての栄養素をバランスよく摂ることがどれほど大切か、教えてくれました。それが、本当の意味での「ダイエット」だったのです。どんなものを、いかに食べるべきか。その食生活の基本は、今も、私の健康を守るうえでの宝物になっています。

母から娘へと伝えられた大事な教えです。本来なら、それは、さらに私の娘へと繋《つな》いでいくべきものなのでしょう。しかし残念ながら、私はこの歳になってもまだ独身で、もう子供を持つ可能性はありません。それならば、と考えました。若い世代の読者の皆さんに、娘に伝えるように、この教えを届けたいと。皆さんに、健康な美しさを手にしていただきたいと。

そして、そのことによって改めて、母に感謝の気持ちを表したいと、願ったのでした。

母の食体験に加えて、「ビタミンライフ」というテレビ番組の司会を担当させていただいたことも、私にとっての幸運でした。帝京大学医学部名誉教授で、女子栄養大学大学院教授でもいらした、安田和人先生から、3年間にわたり毎日、栄養学のレクチャーを受けるという機会をいただきました。優しい口調でわかりやすく解説してくださる先生のおかげで、ますますその世界が面白くなりました。その縁で、本書を執筆するにあたって、先生にご協力をお願いしたしだいです。シロウトの文章を読むのは、さぞかしご苦労のおありになったことと思いますが、快く引き受けて、貴重なアドバイスをくださいました。安田先生、また興味深い実験にご参加いただいた女子栄養大学の医化学研究室の皆さんに、厚くお礼を申し上げます。

出版に際しては、幻冬舎編集部の鈴木恵美さん、飯島恭子さんにたいへんお世話になりました。私のアシスタントは、ファンタシウムの左治木洋子さんが担当してくれました。

カメラマンの永田忠彦さんによるチョコレートの写真には、思わず顔がほころんでしまいます。華やかにページを飾ってくれたカオルコさんのイラストは、なんてチャーミングなんでしょう。さらにデザイナーの古平正義さんが、こんなに愛らしいチョコレート・ボックスのような本に仕上げてくださいました。心から嬉しく感じております。ありがとうございました。

そして、やはり最後にもう一度、神々からの贈り物、チョコレートに、大きな拍手を！

楠田　枝里子

2004年8月1日

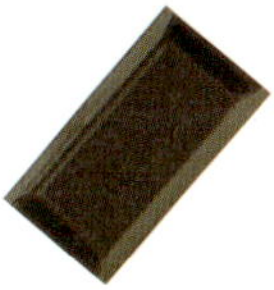
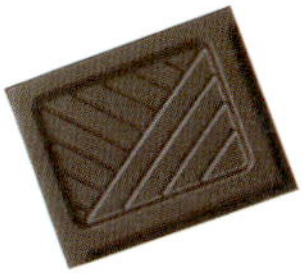

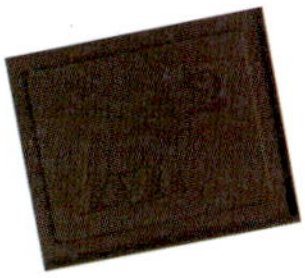
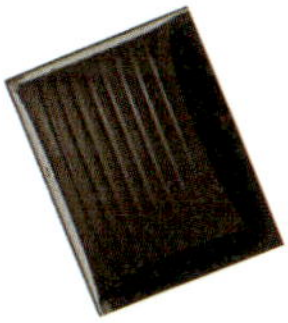

スーパーマーケットで買える、私たちのダイエット・チョコレート

大手のスーパーマーケットには、さまざまな輸入チョコレートが並んでいます。そのなかには、勿論、私の推奨する、カカオ70%以上のチョコレートもたくさんあるのです。ここにいくつか、ご紹介することにしましょう。

まずは70%から始めて、75、80、85と、少しずつパーセンテージを上げて、カカオ本来の旨みを体験してみてください。苦みと甘みと酸味のバランス、口どけ、舌に残った味わいなど、ポイントを押さえて試食してみると、違いがよくわかります。

この他にも、いろいろなメーカーのものがありますから、自分で好みの味のものを探してくださいね。

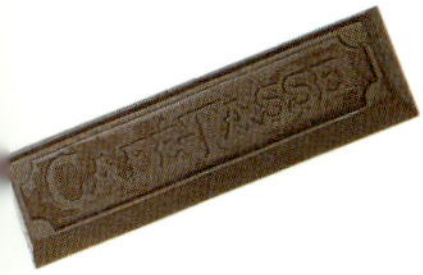
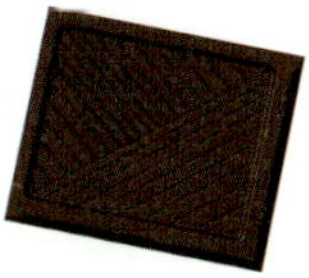
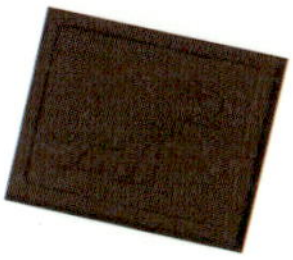

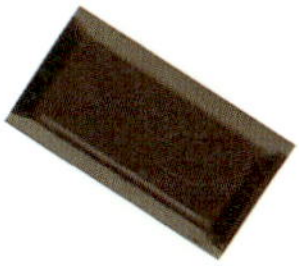
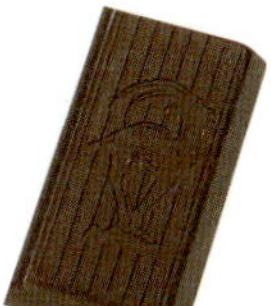

①商品名／②原産国／③税込み価格（グラム数）／④取扱い小売店
※取扱い店によっては、季節商品のケースもありますので、必ず事前にショップへご確認ください。
（掲載情報は、2004年9月現在のものです。）

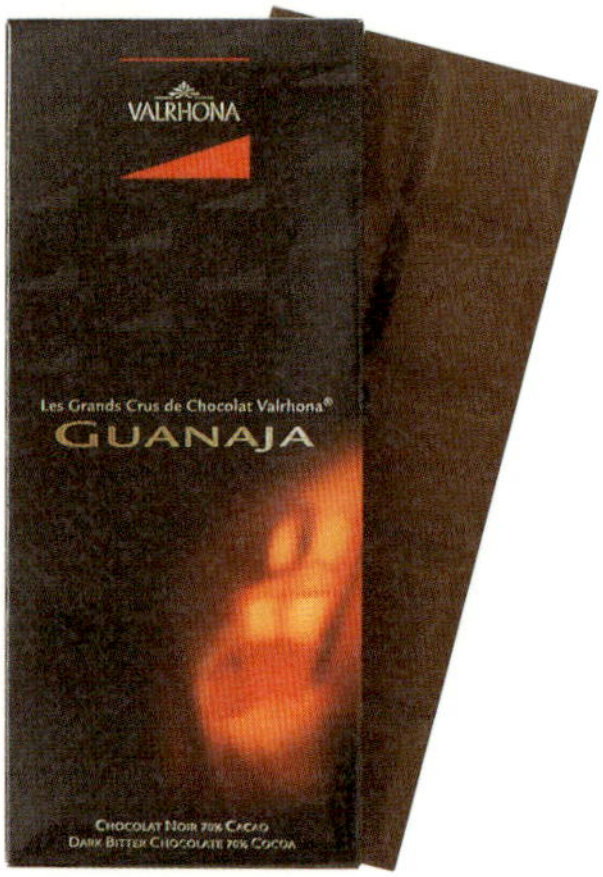

Valrhona
Tablette Guanaja
①ヴァローナ タブレットグアナラ（カカオ分70%）
②フランス／③525円（75g）／④クイーンズ伊勢丹、代官山タベルト、プレッセ、ザ・ガーデン、フードマガジン六本木ヒルズ店、明治屋ストアー、ナショナル麻布スーパー、紀ノ国屋インターナショナル他

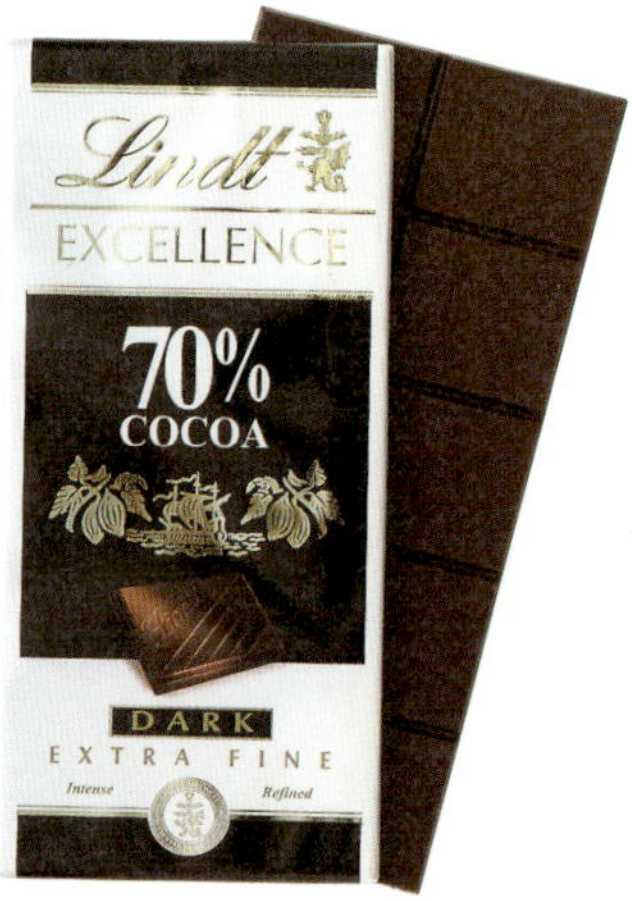

Lindt
Excellence 70%COCOA
①リンツ・チョコレート（エクセレンス70%カカオ）
②スイス（フランス工場）／③388円（100g）
④ソニープラザ、明治屋ストアー、成城石井、紀ノ国屋インターナショナル、ザ・ガーデン、クイーンズ伊勢丹、プレッセ、十番市ヶ谷店他

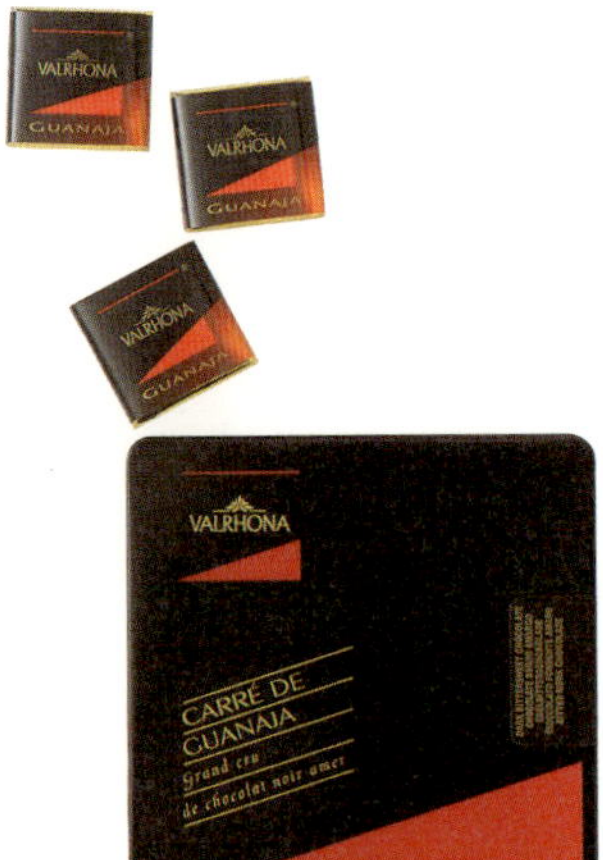

Valrhona
Boîte Metal Guanaja
①ヴァローナ メタルボックスグアナラ（カカオ分70%）
②フランス／③1260円（90g、キャレ18枚入り）
④代官山タベルト、フードマガジン六本木ヒルズ店、明治屋ストアー、ナショナル麻布スーパー他

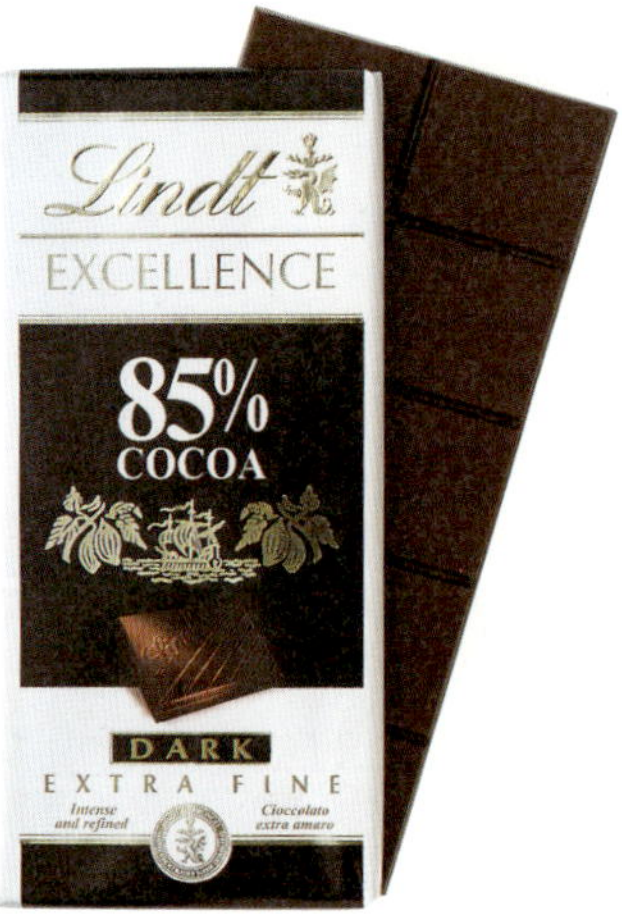

Lindt
Excellence 85%COCOA
①リンツ・チョコレート（エクセレンス85%カカオ）
②スイス（フランス工場）／③388円（100g）
④ソニープラザ、明治屋ストアー、成城石井、、紀ノ国屋インターナショナル、ザ・ガーデン、クイーンズ伊勢丹、プレッセ、十番市ヶ谷店他

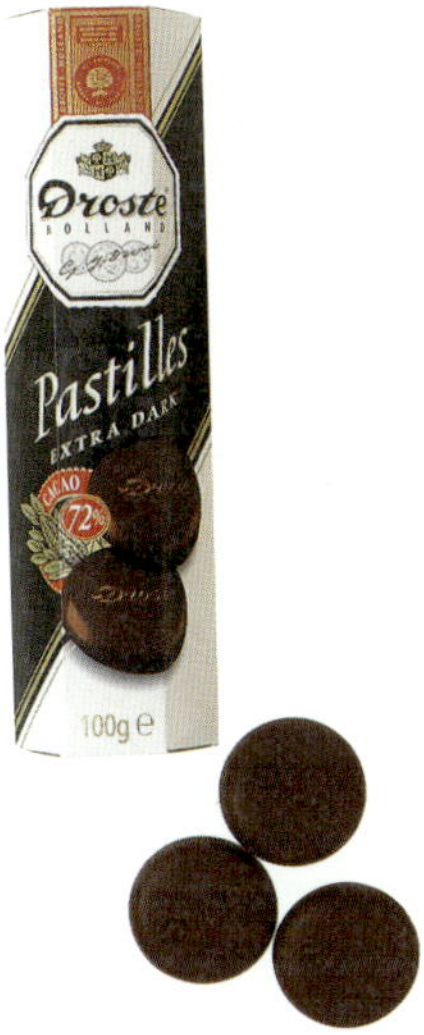

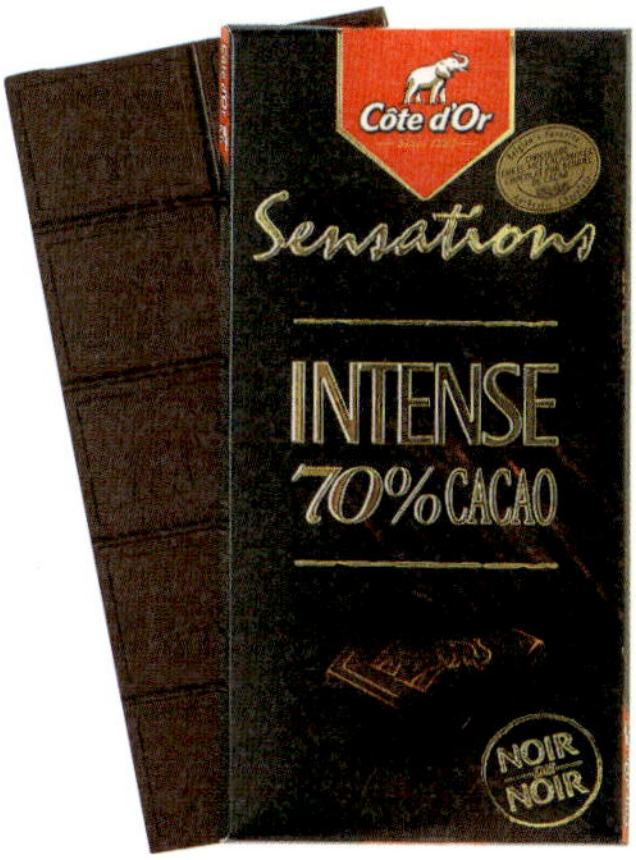

Droste
Pastilles Extra Dark 72%CACAO
①ドロステ パステルロールエキストラダーク72%
②オランダ／③294円（100g）／④ソニープラザ、成城石井、紀ノ国屋インターナショナル、明治屋ストアー他

Côte d'Or Sensations
Intense 70%CACAO
①コートドール　センセーション・インテンス（カカオ分70%）
②ベルギー／③367円（100g）
④成城石井、ソニープラザ、紀ノ国屋インターナショナル、明治屋ストアー、ザ・ガーデン、プレッセ他

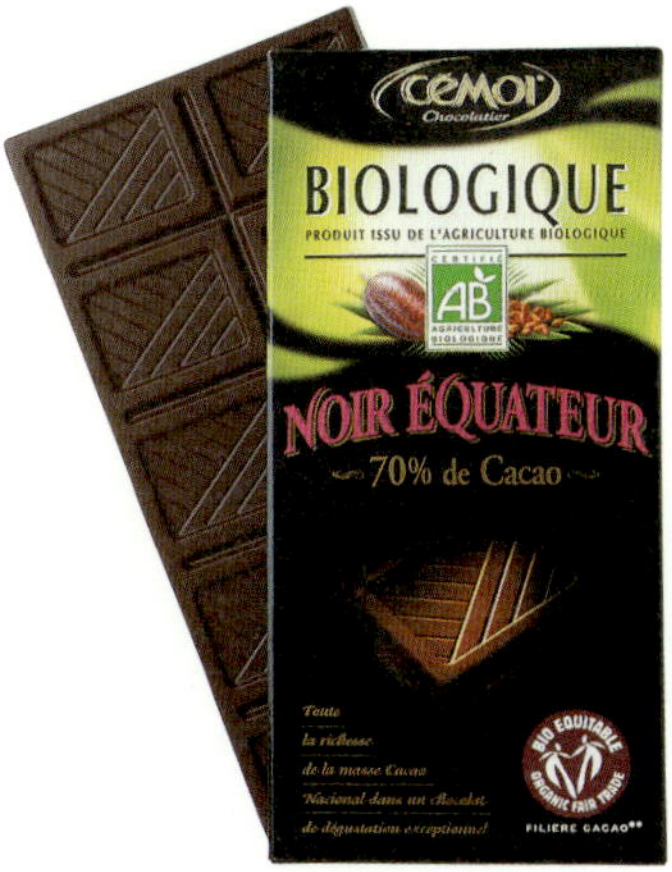

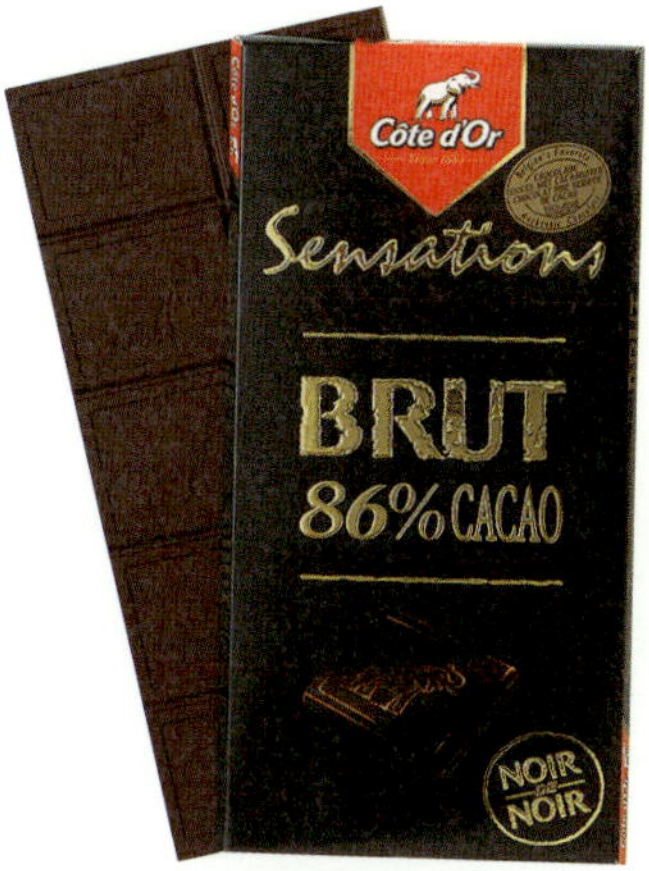

Cemoi
Biologique Noir Équateur
70%CACAO
①セモア　オーガニックダークチョコレート（カカオ分70%）
②フランス／③399円（100g）／④ソニープラザ、明治屋ストアー、クイーンズ伊勢丹、ザ・ガーデン他

Côte d'Or Sensations
Brut 86%CACAO
①コートドール センセーション・ブルート（カカオ分86%）
②ベルギー／③367円（100g）
④成城石井、ソニープラザ、紀ノ国屋インターナショナル、明治屋ストアー、ザ・ガーデン、プレッセ他

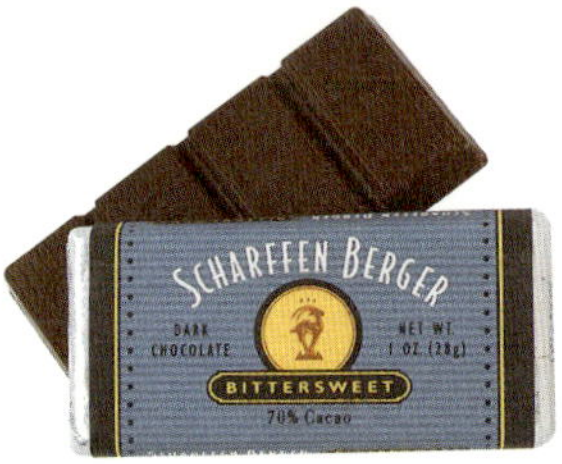

Scharffen Berger
Bitter Sweet 70%CACAO
①シャーファンバーガー70%ビタースウィート／②アメリカ／③367円（28g）
④紀ノ国屋インターナショナル、パークハイアット東京、クイーンズ伊勢丹、ユニオン（元町）他

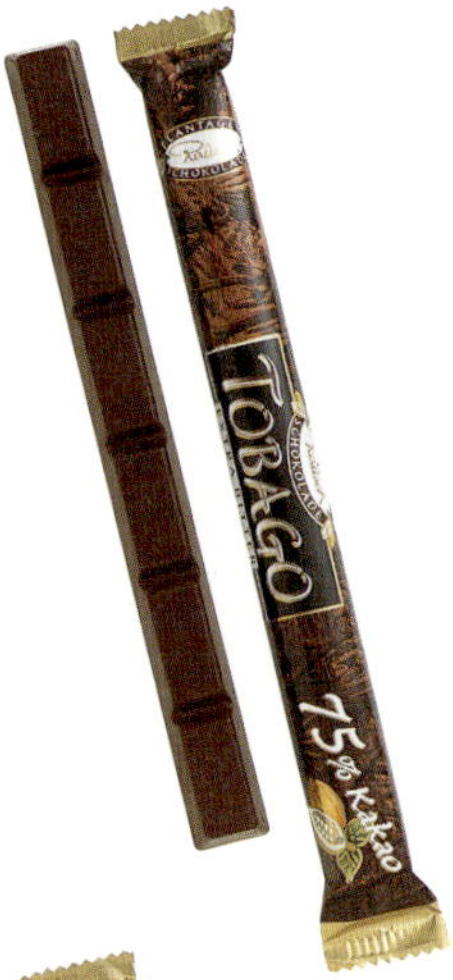

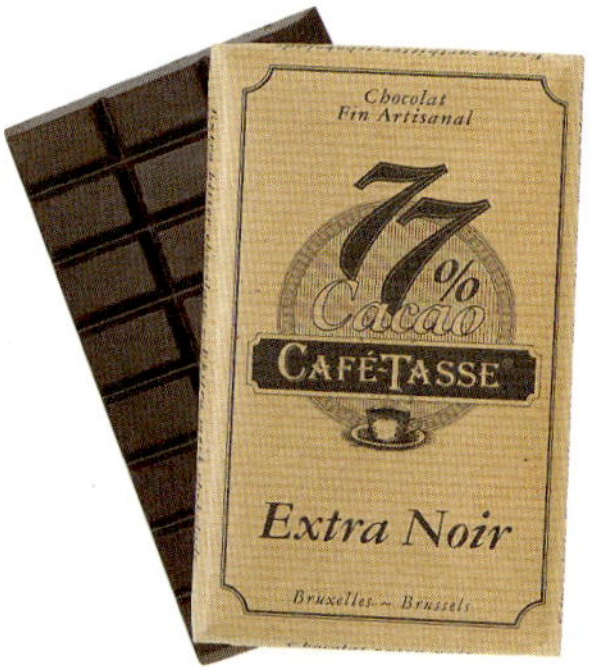

Café-Tasse
Extra Noir 77%CACAO
①カフェタッセ カカオ77%／②ベルギー
③504円（100g）／④ソニープラザ、成城石井、明治屋ストアー、プレッセ他

Rausch
Tobago
①ラウシュ・カカオコレクション
トバゴスティック（カカオ分75%）
②ドイツ／③157円（40g）
④成城石井、ザ・ガーデン、プレッセ他

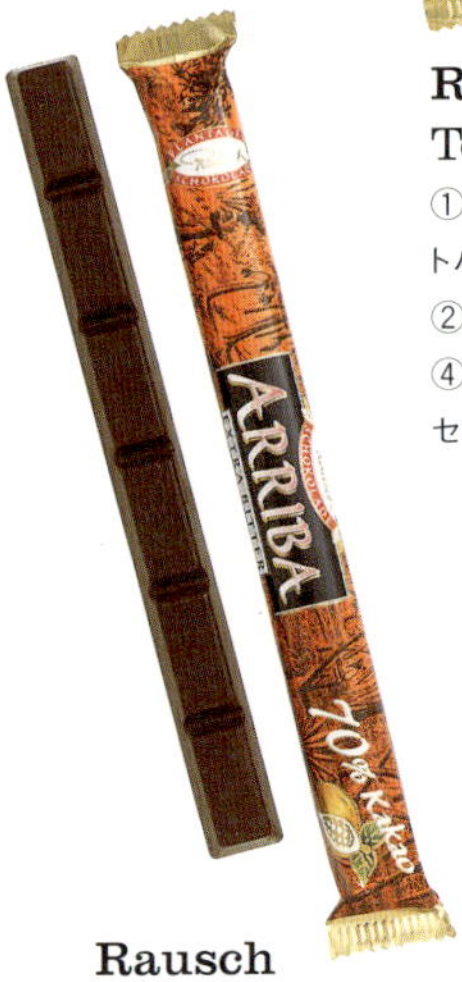

Rausch
Arriba
①ラウシュ・カカオコレクション
アリバスティック（カカオ分70%）
②ドイツ／③157円（40g）
④成城石井、ザ・ガーデン、プレッセ他

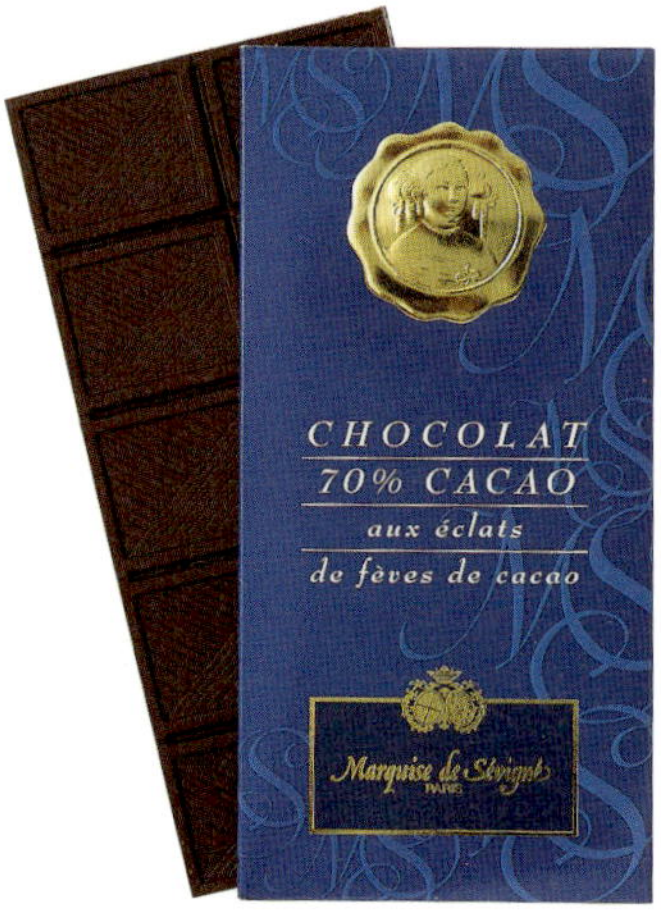

Marquise de Sévigné
Chocolat Noir 70%CACAO
①マルキーズ・ノアー（カカオ分70%）
②フランス／③525円（100g）／④クイーンズ伊勢丹、Wine&Dine東京店他

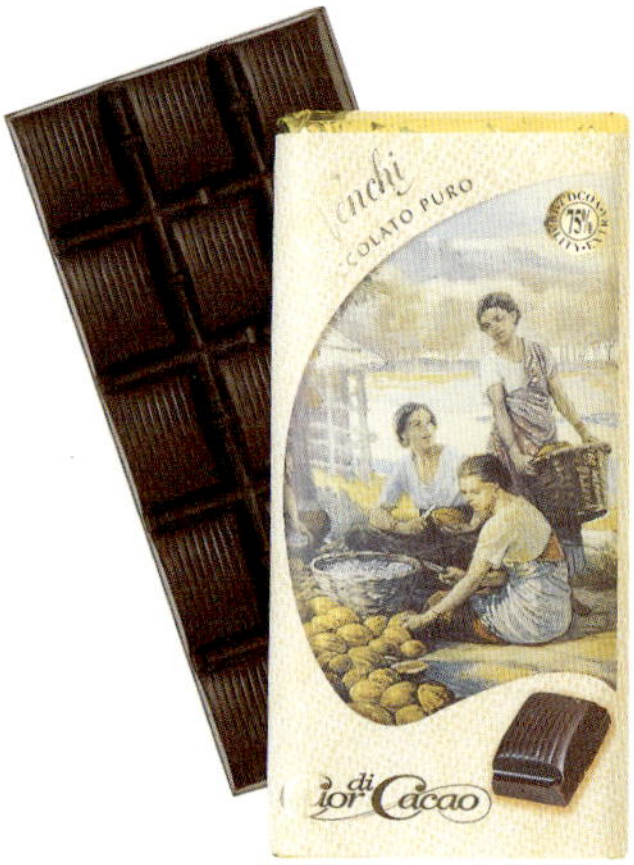

Cuba Venchi
①クーバ ヴェンチ 75%カカオダークチョコバー／②イタリア
③577円（100g）／④明治屋ストアー

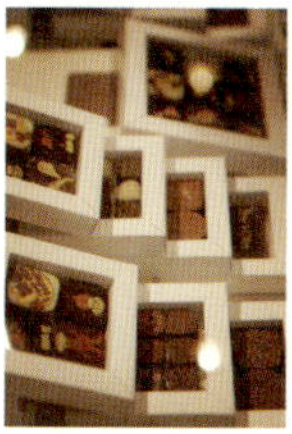

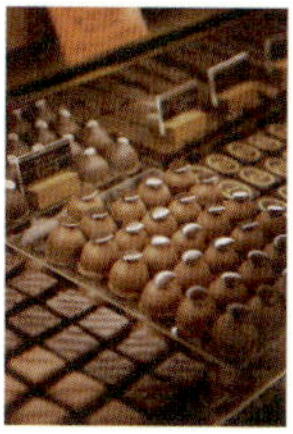

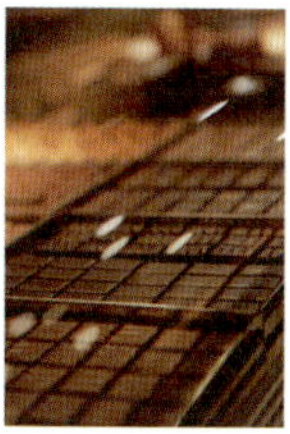

お薦めのショコラトリー

カカオ70%以上のチョコレートを扱う、お薦めのショコラトリー（チョコレート専門店）をご案内します。

なんと、70、71、72、73、・・・99、100まで、細かくパーセンテージが表示されており、それぞれのお店のこだわりの味を堪能することができます。

パーセンテージだけでなく、カカオ豆の種類や原産地の違いによって、全く味わいが異なるので、テイスティングをするのも、とってもエキサイティング！　チョコレートの世界の、さらに深い魅力の虜《とりこ》になること、間違いなしです。

ダイエットに効果的な、カカオ70%以上のチョコの他に、ごほうびチョコとして、それぞれのお店の珠玉のボンボンやプラリネの数々も、ご紹介します。ダイエットの成果が出て、目標を達成したときの、自分へのごほうびに、どうぞ。でもダイエット中は、ガマン、ガマン。楽しみは、あとに取っておきましょう。

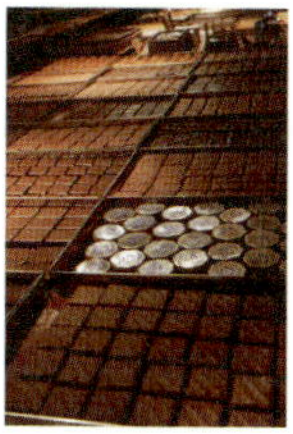

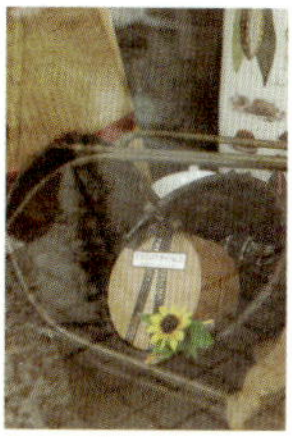

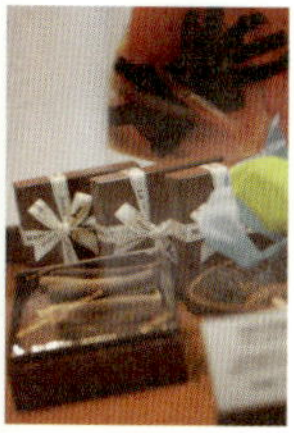

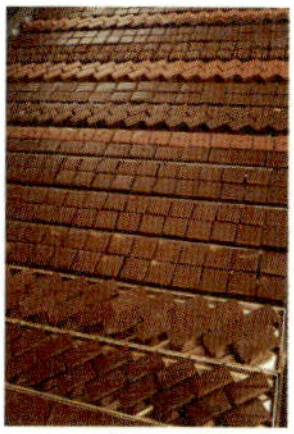

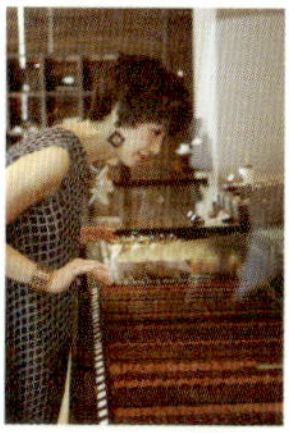

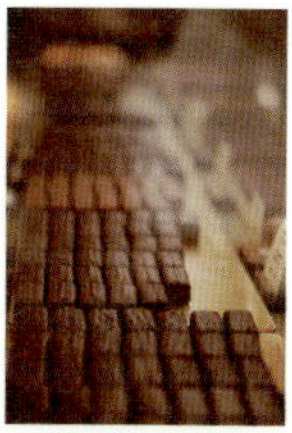

※ダイエットチョコレート　①商品名／②カカオ分％／③カカオ豆品種／④グラム数／⑤税込み価格

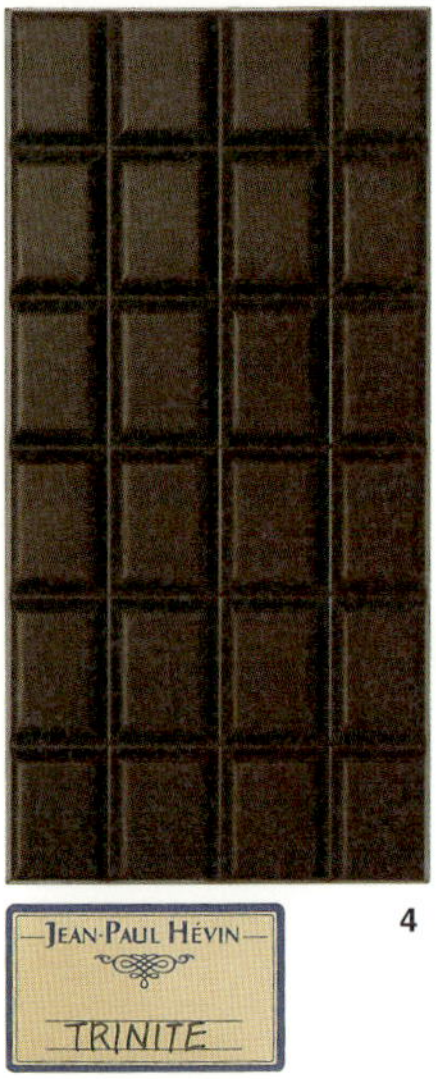

4

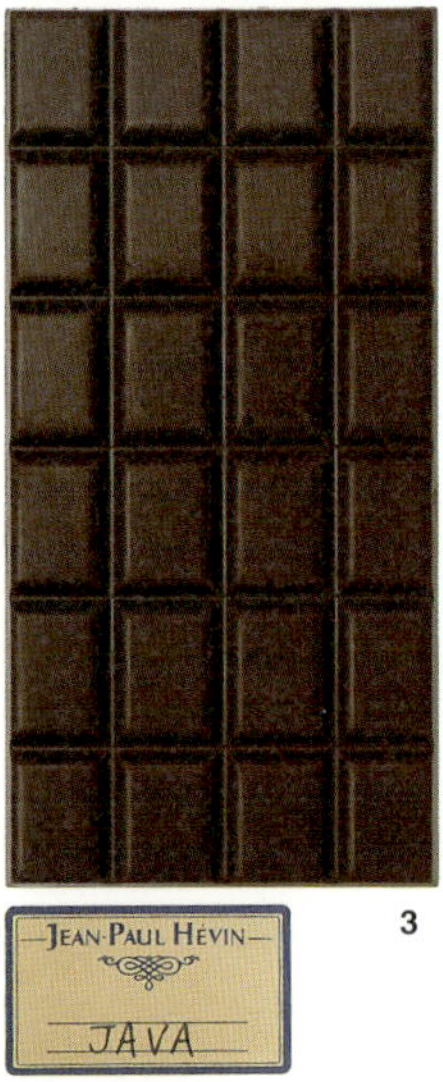

3

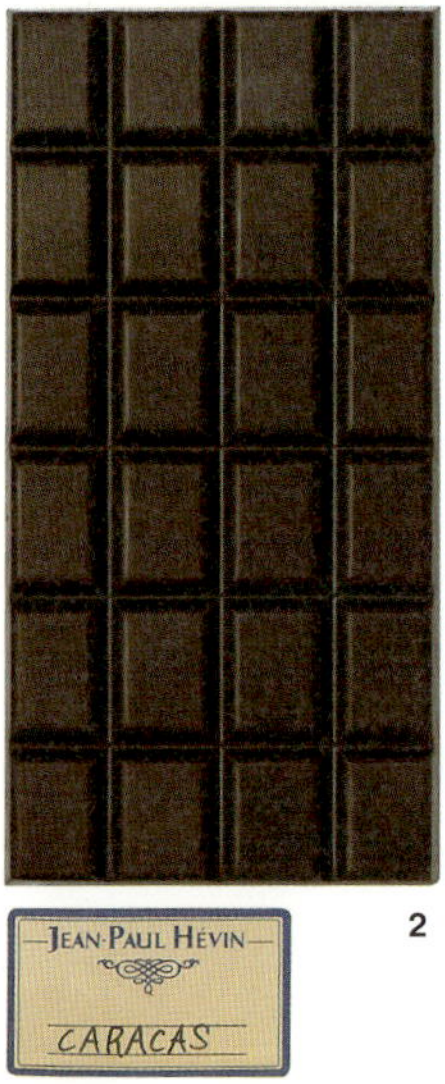

2

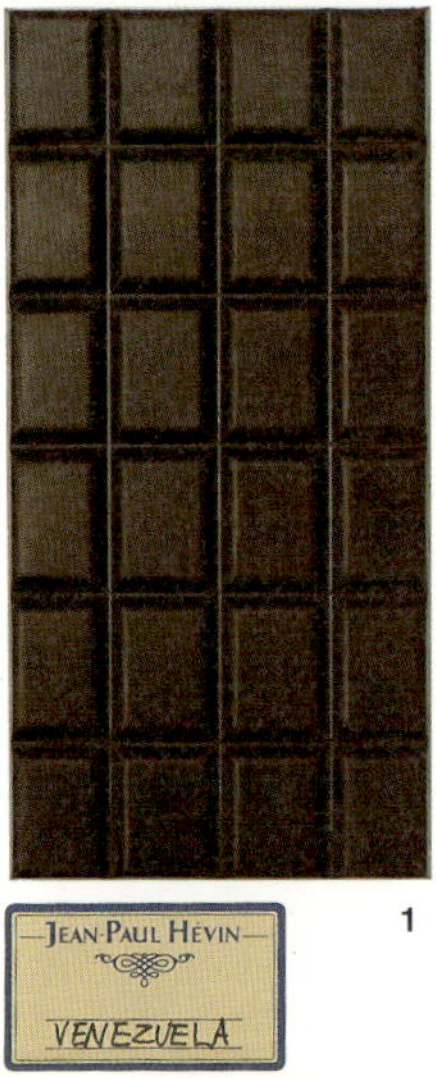

1

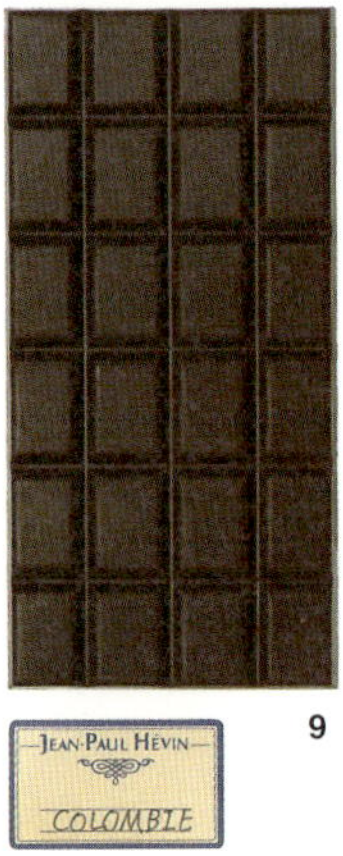

9

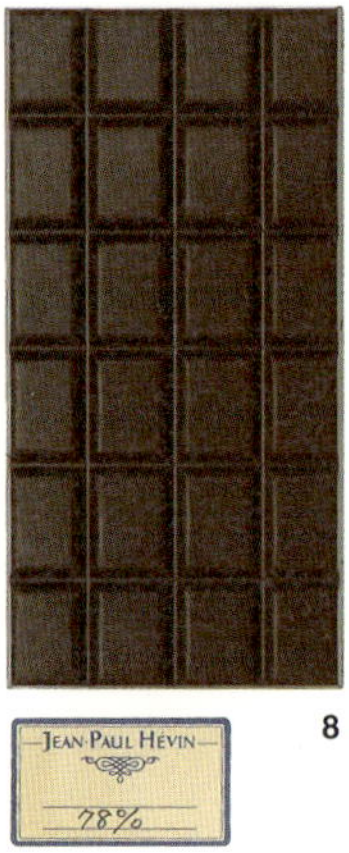

8

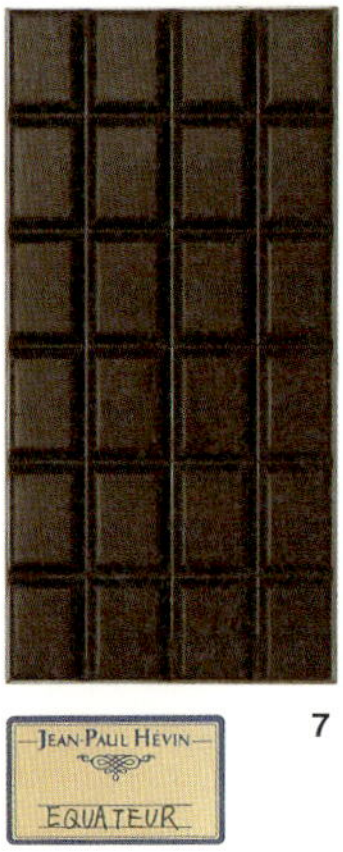

7

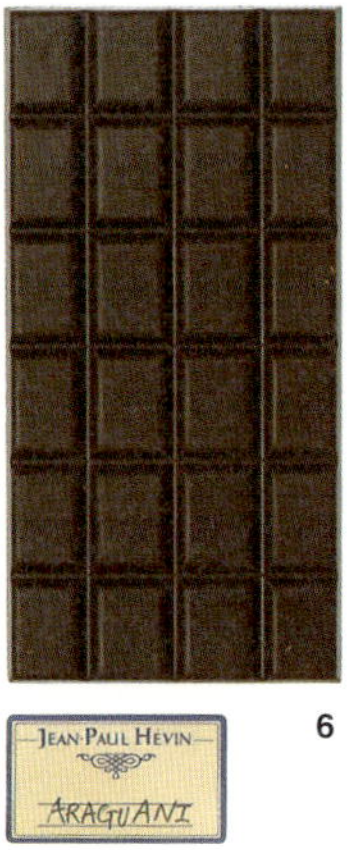

6

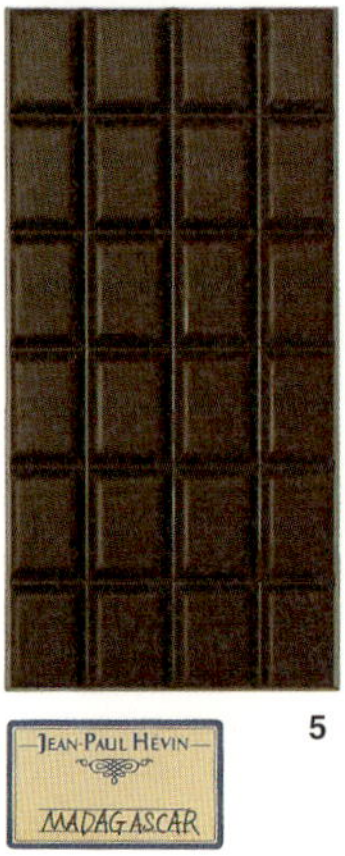

5

ダイエットチョコレート

タブレット　Tablettes

1 ①ヴェネズエラ（Venezuela）／②カカオ分72%／④80g／⑤840円　**2** ①カラカス（Caracas）／②カカオ分72%／④80g／⑤840円　**3** ①ジャヴァ（Java）／②カカオ分72%／④80g／⑤840円　**4** ①トリニテ（Trinité）／②カカオ分72%／④80g／⑤840円　**5** ①マダガスカル（Madagascar）／②カカオ分72%／④80g／⑤840円　**6** ①アラグァーニ（Araguani）／②カカオ分72%／④80g／⑤840円　**7** ①エクアトゥル（Equateur）／②カカオ分72%／④80g／⑤840円　**8** ①78%／②カカオ分78%／④80g／⑤840円　**9** ①コロンビィ（Colombie）／②カカオ分72%／④80g／⑤840円

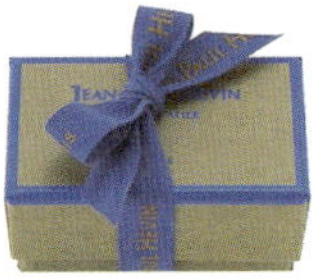

JEAN-PAUL HÉVIN

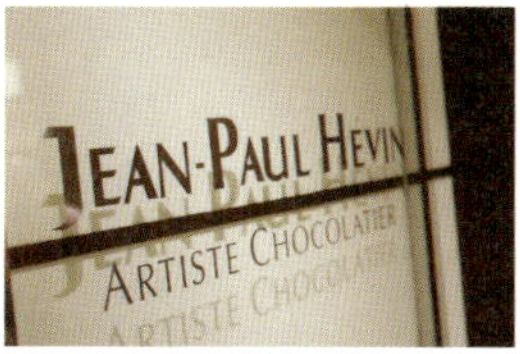

ジャン＝ポール・エヴァン

住所：東京都新宿区新宿3-14-1
伊勢丹新宿店本館B1
電話：03-3352-1111（代表）
その他の店舗：広島店、小倉伊勢丹店、岩田屋博多店

カカオのパーセンテージ、カカオ豆の違いにみごとにこだわって、ここまで豊富に種類を揃えているところは、他にない。シンプルな板チョコの中に、奥深いカカオの世界、その限りない可能性が追求されている気がする。まさに芸術品のようなボンボン類や、パッケージも、さすがに洗練されたパリのセンス。

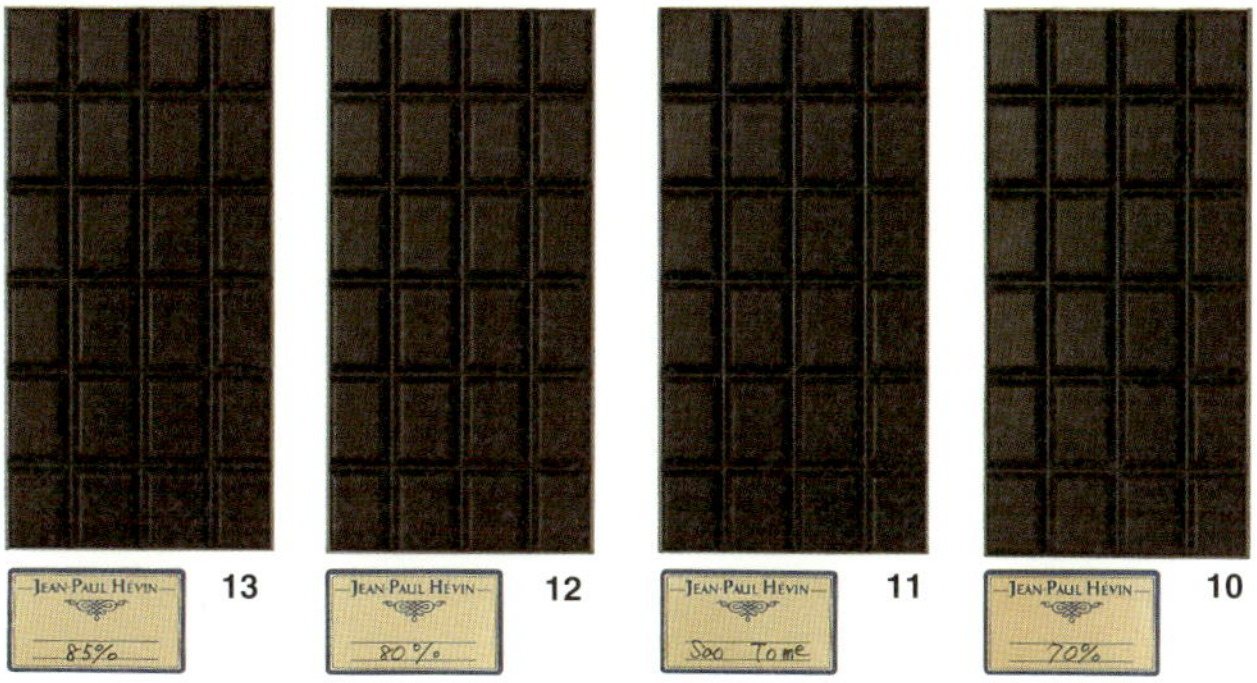

10 ①70%／②カカオ分70%／④80g／⑤840円 **11** ①サオトメ（Sao Tomé）／②カカオ分75%／④80g／⑤840円 **12** ①80%／②カカオ分80%／④80g／⑤840円 **13** ①85%／②カカオ分85%／④80g／⑤840円

ごほうびチョコレート

ボンボンショコラ各種 Bonbons Chocolat
各263円

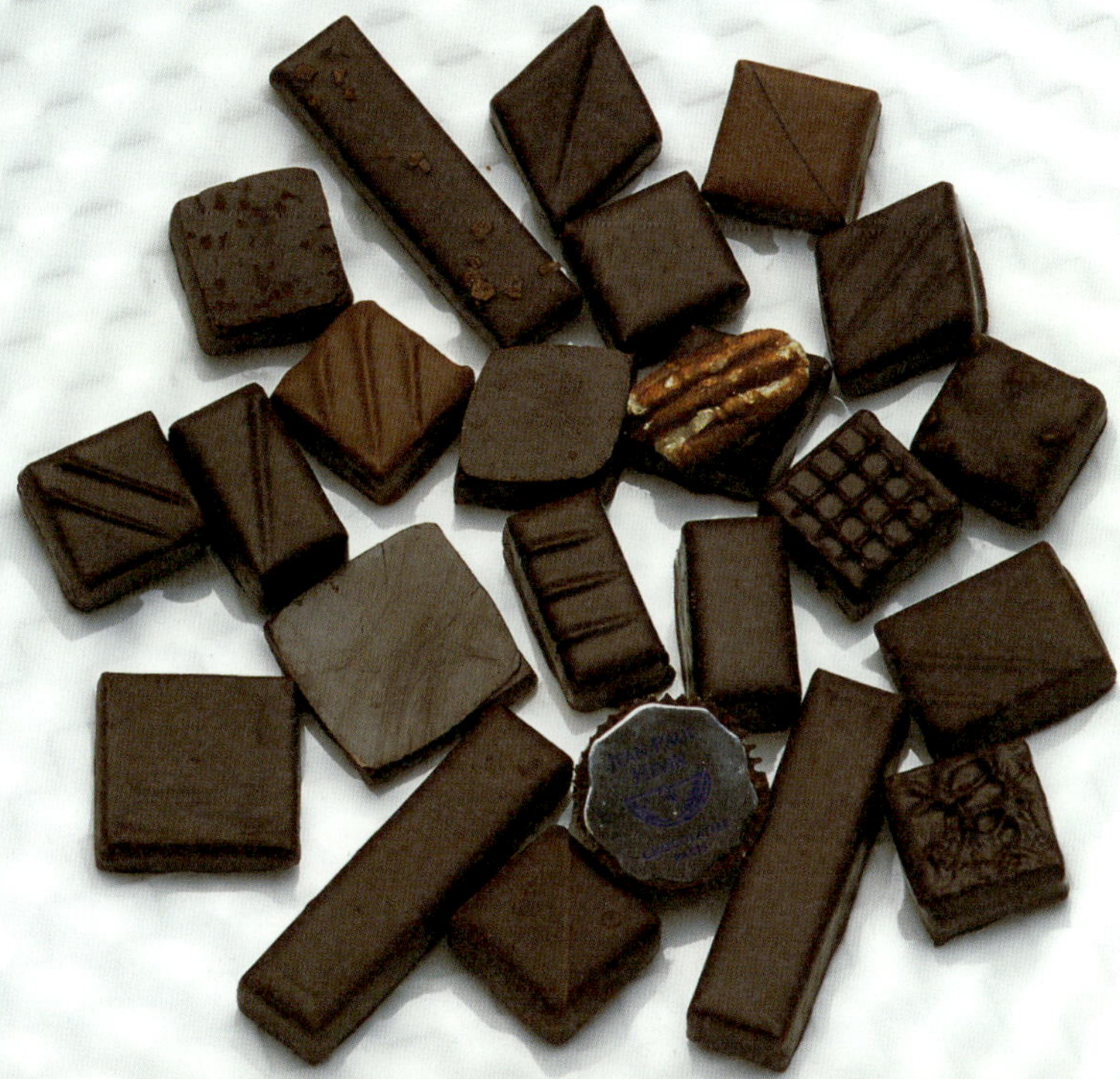

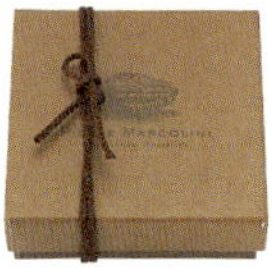

PIERRE MARCOLINI

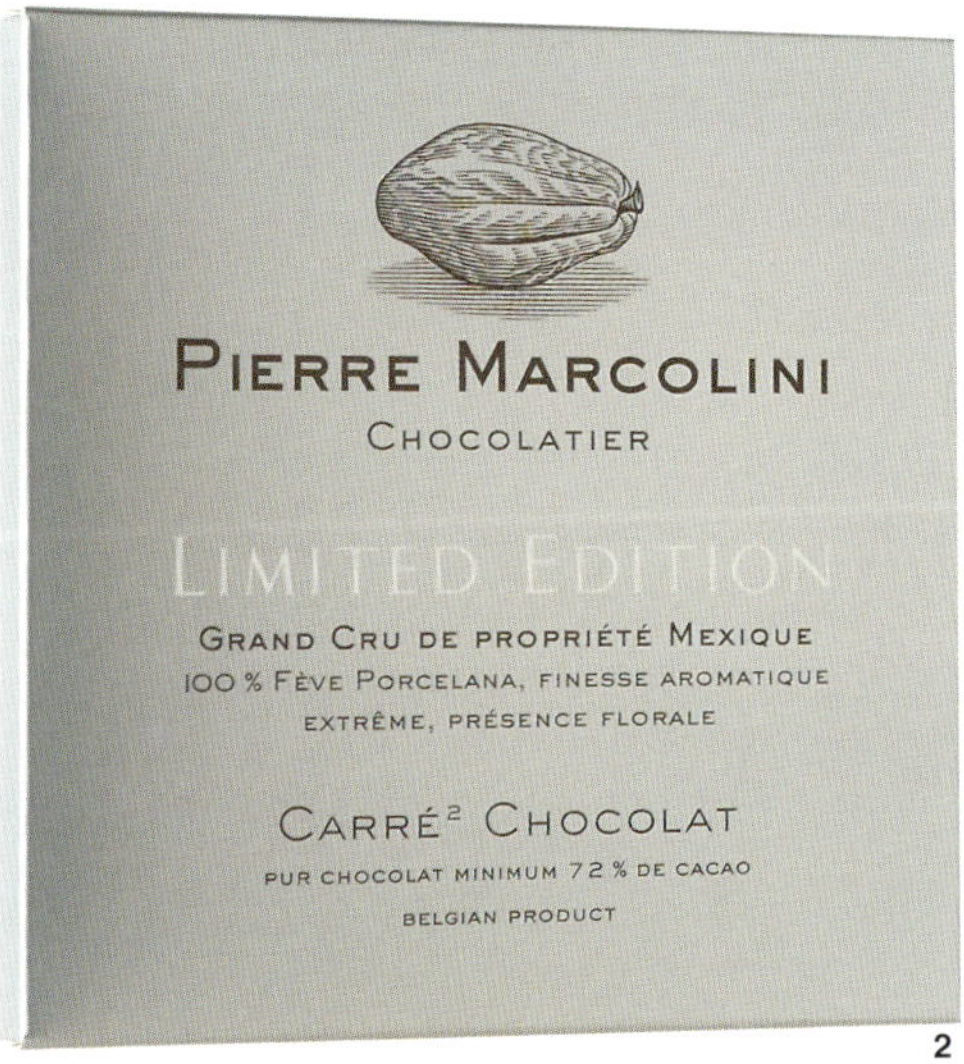

2

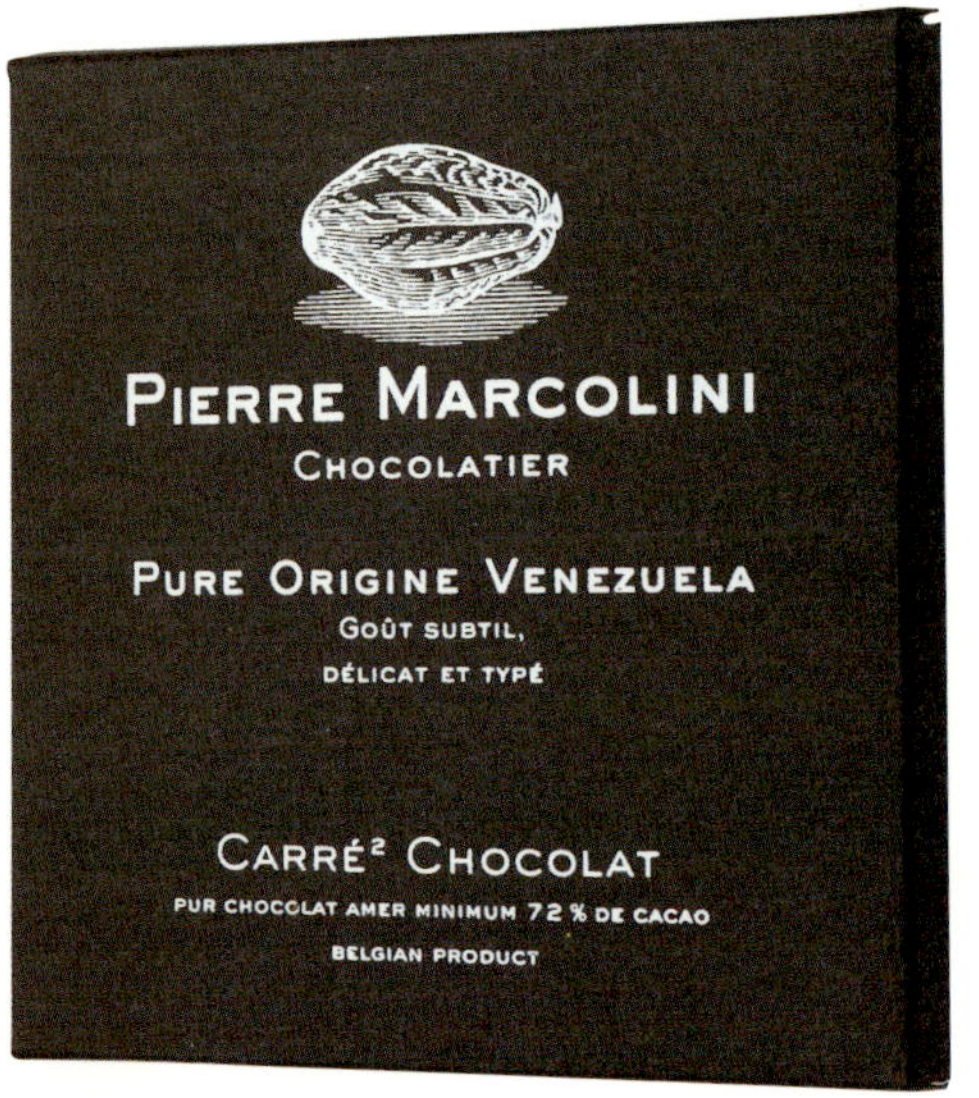

1

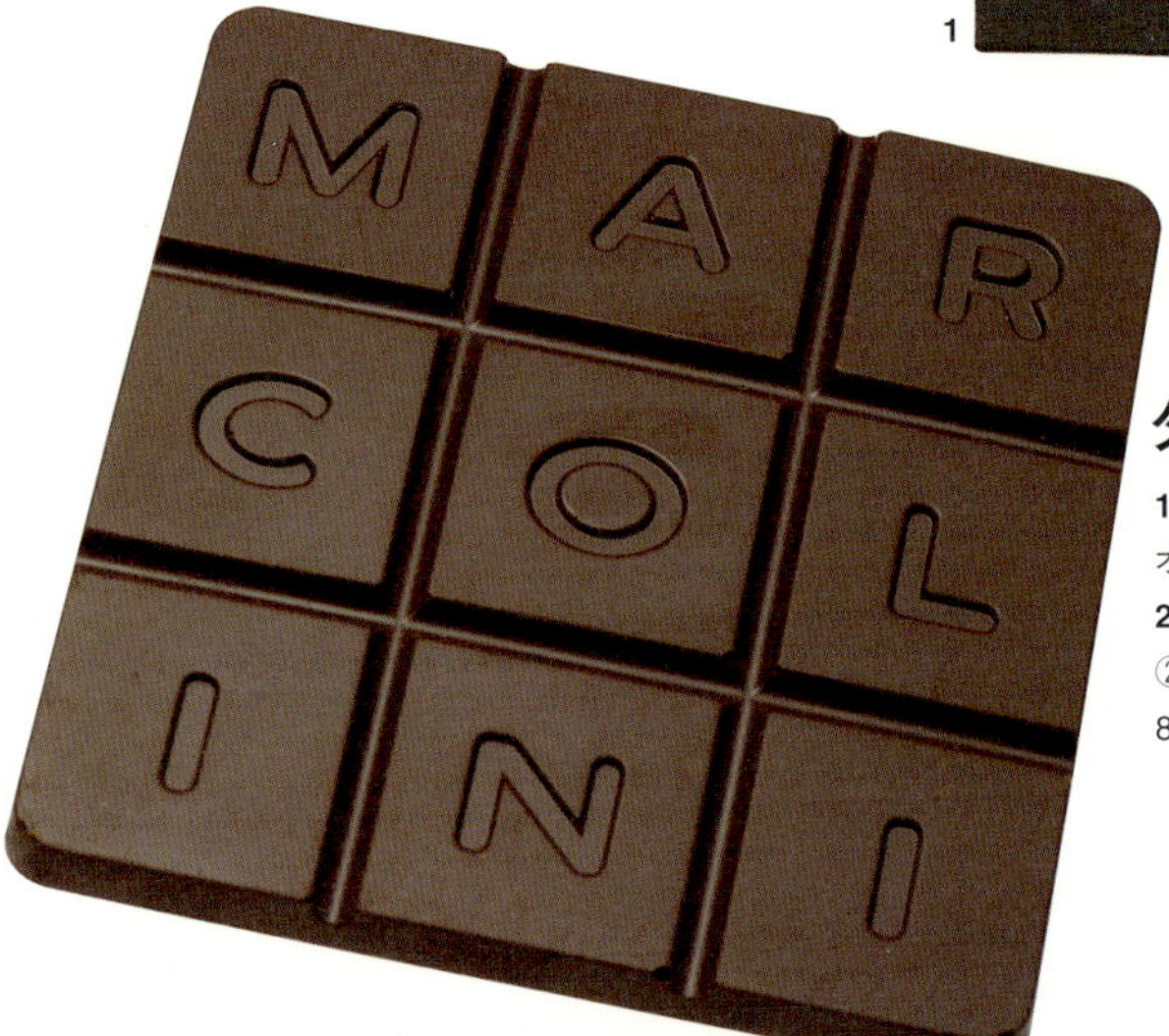

ダイエットチョコレート

1 ①Venezuela（Le Carré² Chocolat）／②カカオ分72%／③クリオロ／④80g／⑤1890円

2 ①Porcelana Limited Edition（Le Carré² Chocolat）②カカオ分72%／③クリオロ（ポルセラーナ）④80g／⑤2100円

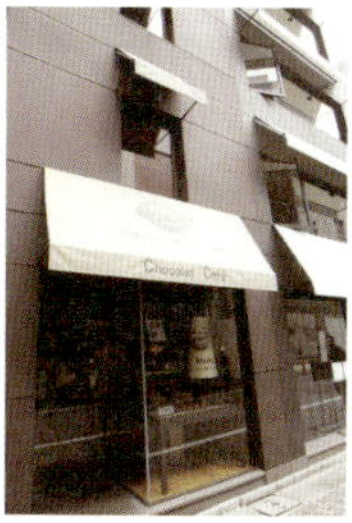

ピエール＝マルコリーニ

住所：東京都中央区銀座5-5-8　電話：03-5537-0015

世界的に注目されている、ベルギーのショコラティエ。各国のカカオ農園に自ら足を運び、現場で豆を厳選し買い付けるという、なみなみならぬ情熱が、比類ないチョコレートを誕生させる。その舌を唸らせる味わいや造形は勿論のこと、ディスプレー、パッケージデザインに至るまで、ぐっと大人の、群を抜いた美しさである。

ごほうびチョコレート

Wooden Box（プラリネ詰め合わせ）
時価（20000円前後）

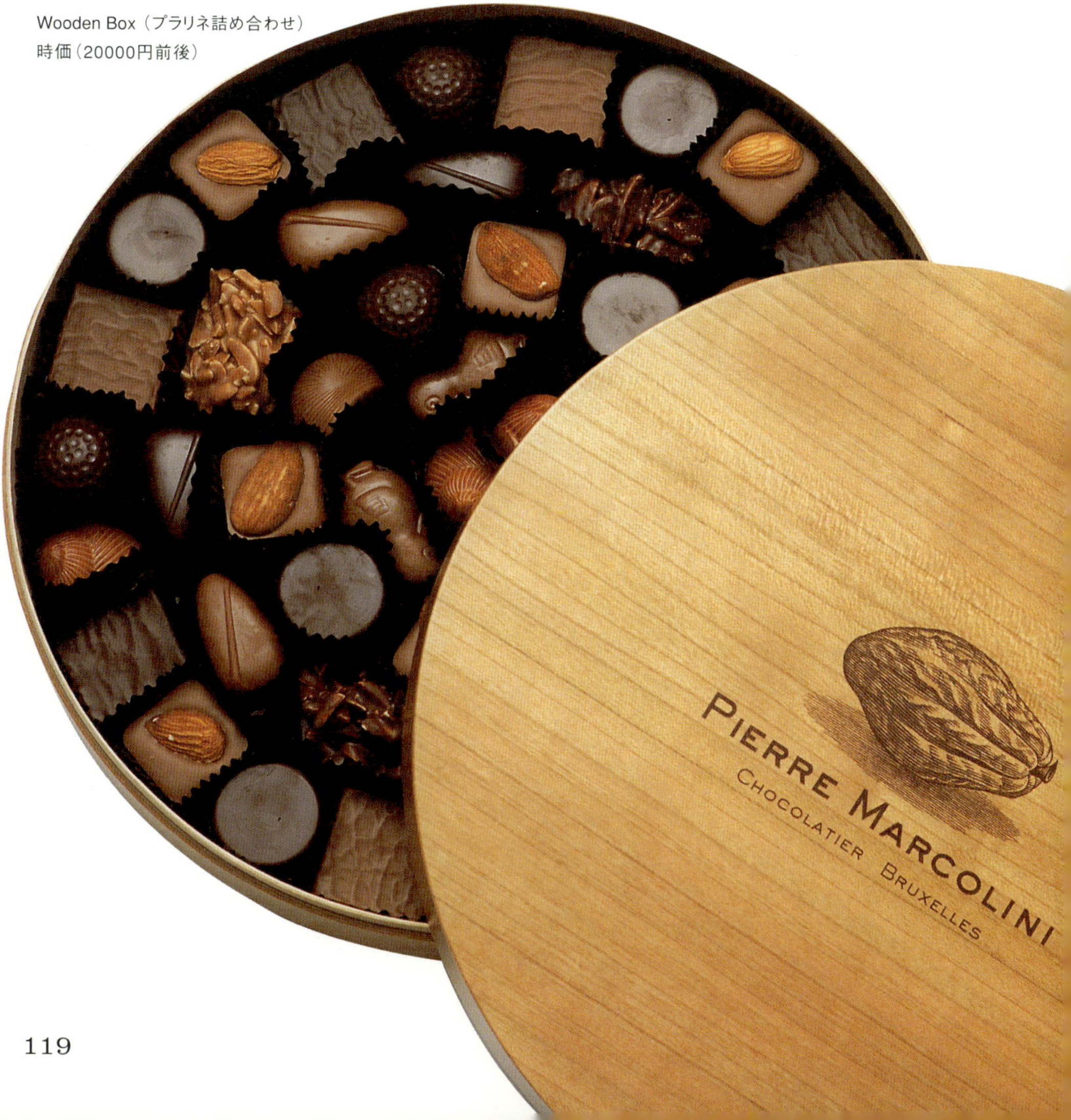

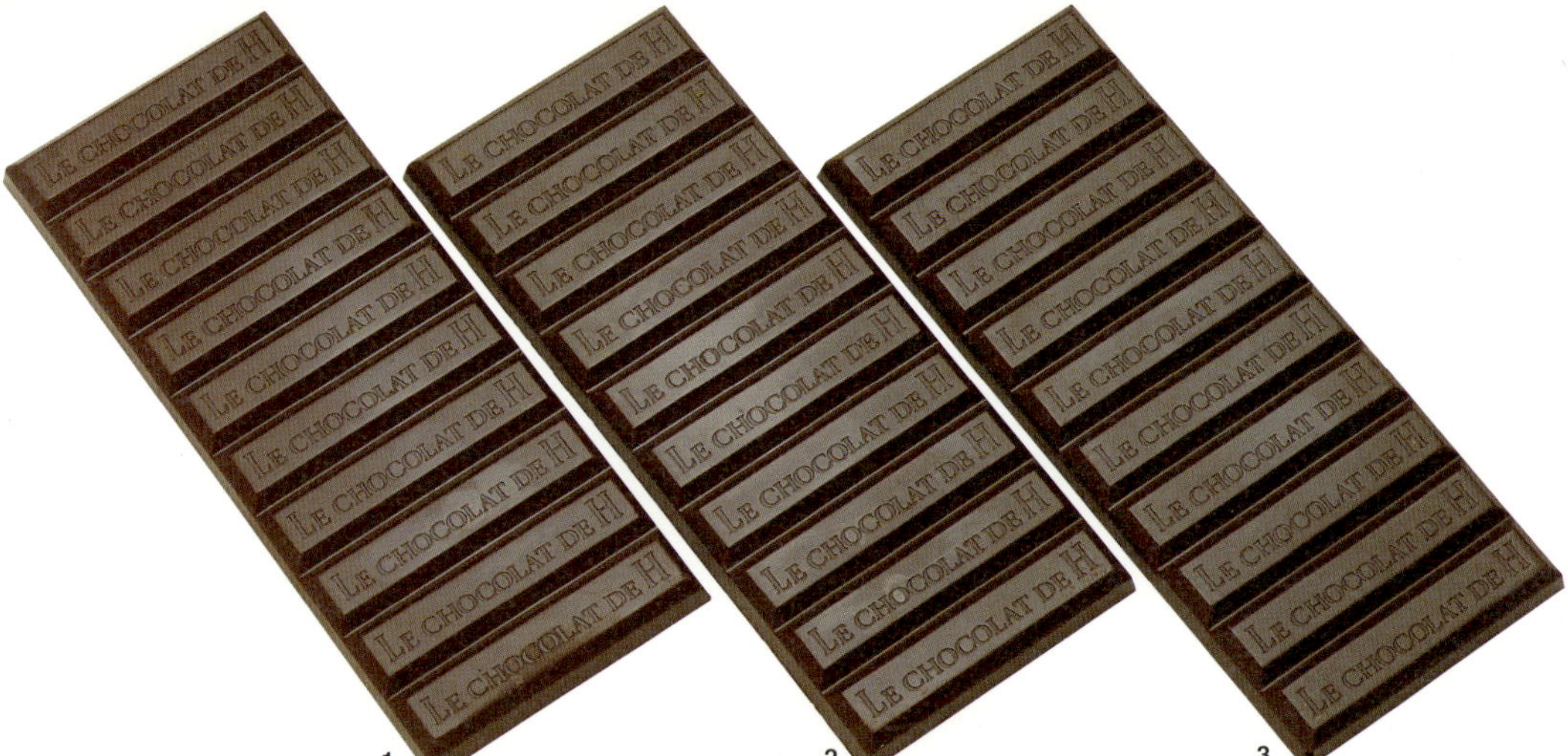

1 2 3

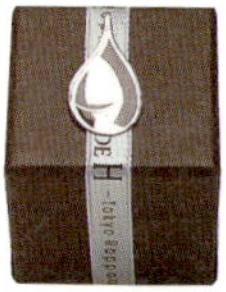

LE CHOCOLAT DE H

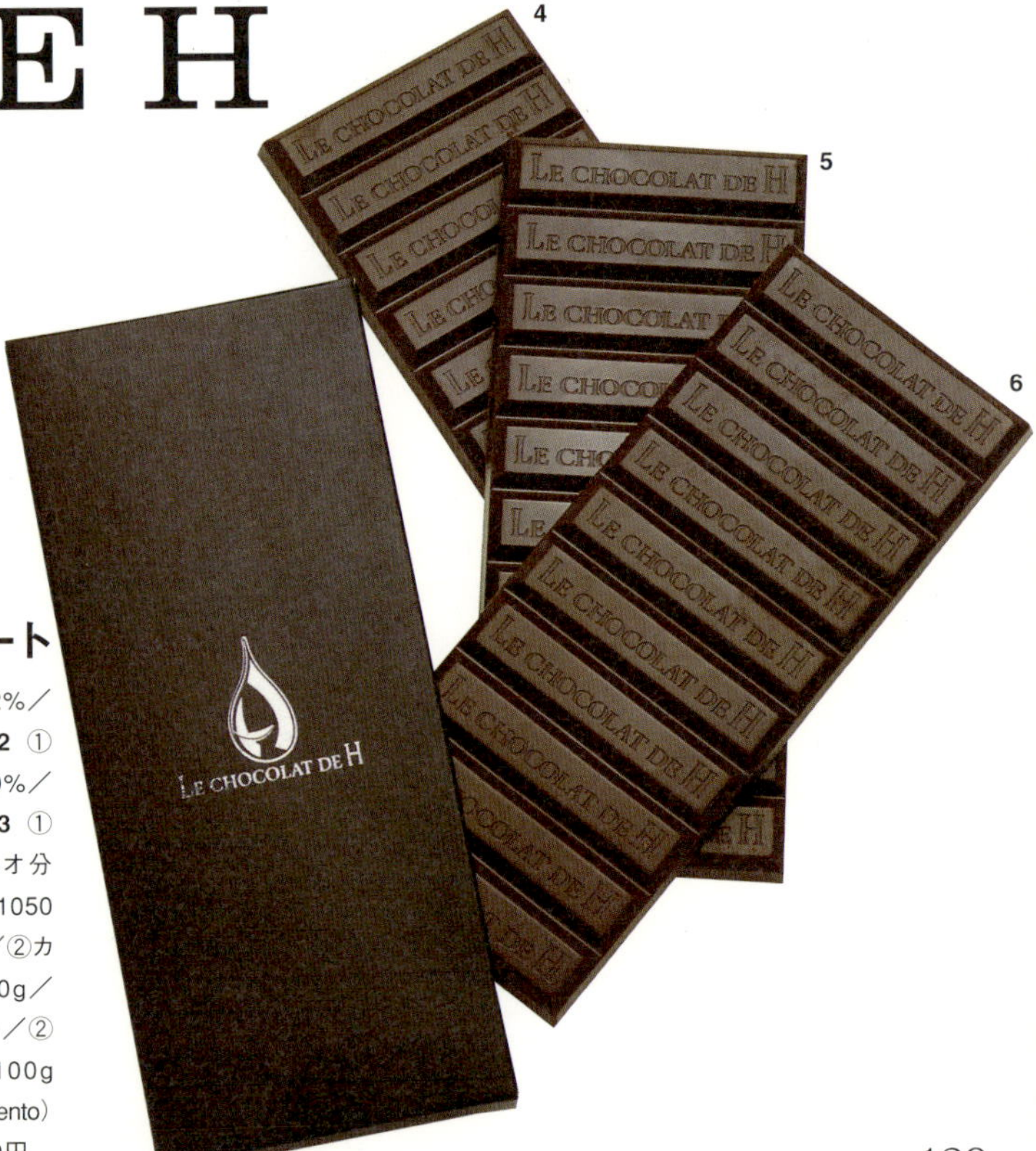

4 5 6

ダイエットチョコレート

1 ①アリバ（Arriba）／②カカオ分72％／③クリオロ／④100g／⑤1050円　**2** ①カレネロ（Carenero）／②カカオ分70％／③クリオロ／④100g／⑤1050円　**3** ①グアヤキル（Guayaquil）／②カカオ分70％／③フォラステロ／④100g／⑤1050円　**4** ①エル・コンデ（El Conde）／②カカオ分70％／③トリニタリオ／④100g／⑤1050円　**5** ①ラカトイ（Lakatoi）／②カカオ分70％／③トリニタリオ／④100g ⑤1050円　**6** ①バルロベント（Barlovento）②カカオ分70％／④100g／⑤1050円

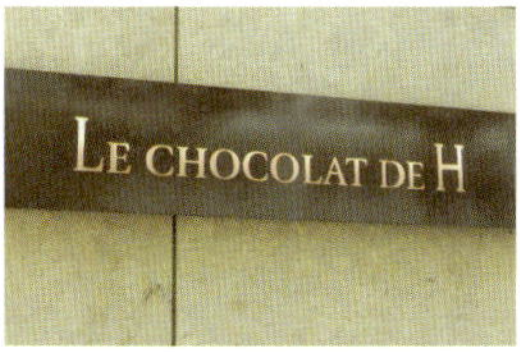

ル ショコラ ドゥ アッシュ

住所：東京都港区六本木6-12-4　六本木ヒルズけやき坂通り
電話：03-5772-0075

絶品の黒トリュフをはじめ、さまざまなスパイスやフルーツが刺激的なボンボン類には、感嘆の息が漏れてしまう。柚子やゴマなど和のテイストを融合させ、ショコラティエ辻口博啓が生み出した、その天才的な味わいを体験すると、同じ日本人として誇らしくさえ感じるのだ。この秋、カカオ豆を厳選し、カカオ70%のチョコレートを、満を持して発表。

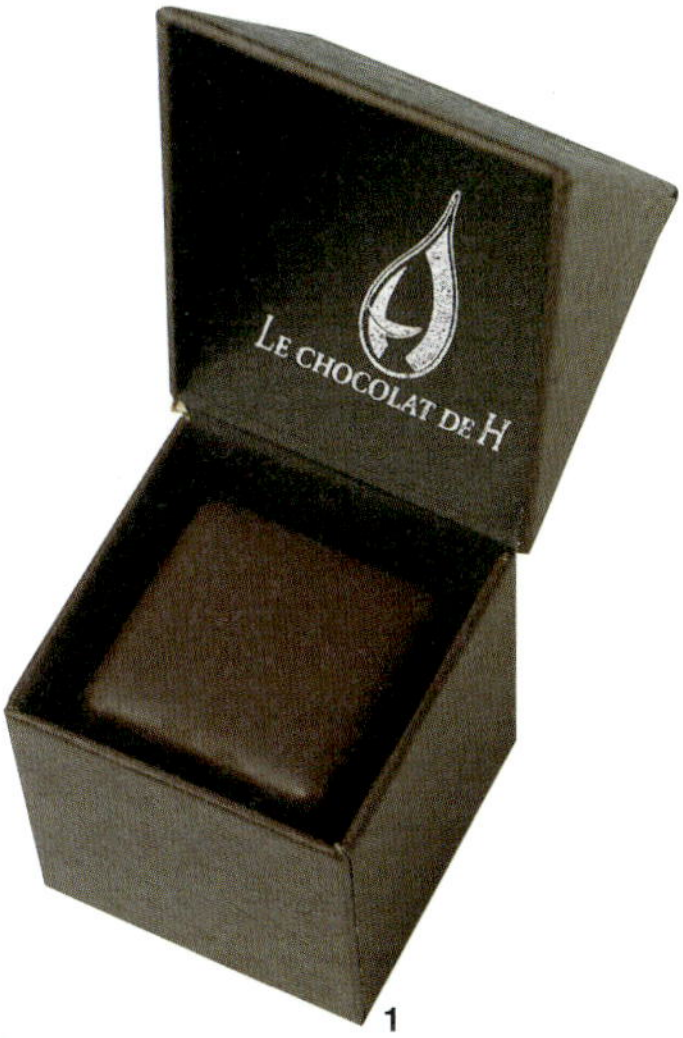

1

ごほうびチョコレート

1 黒トリュフ／1050円
2 ボンボンショコラ各種　Bonbons Chocolat／各263円

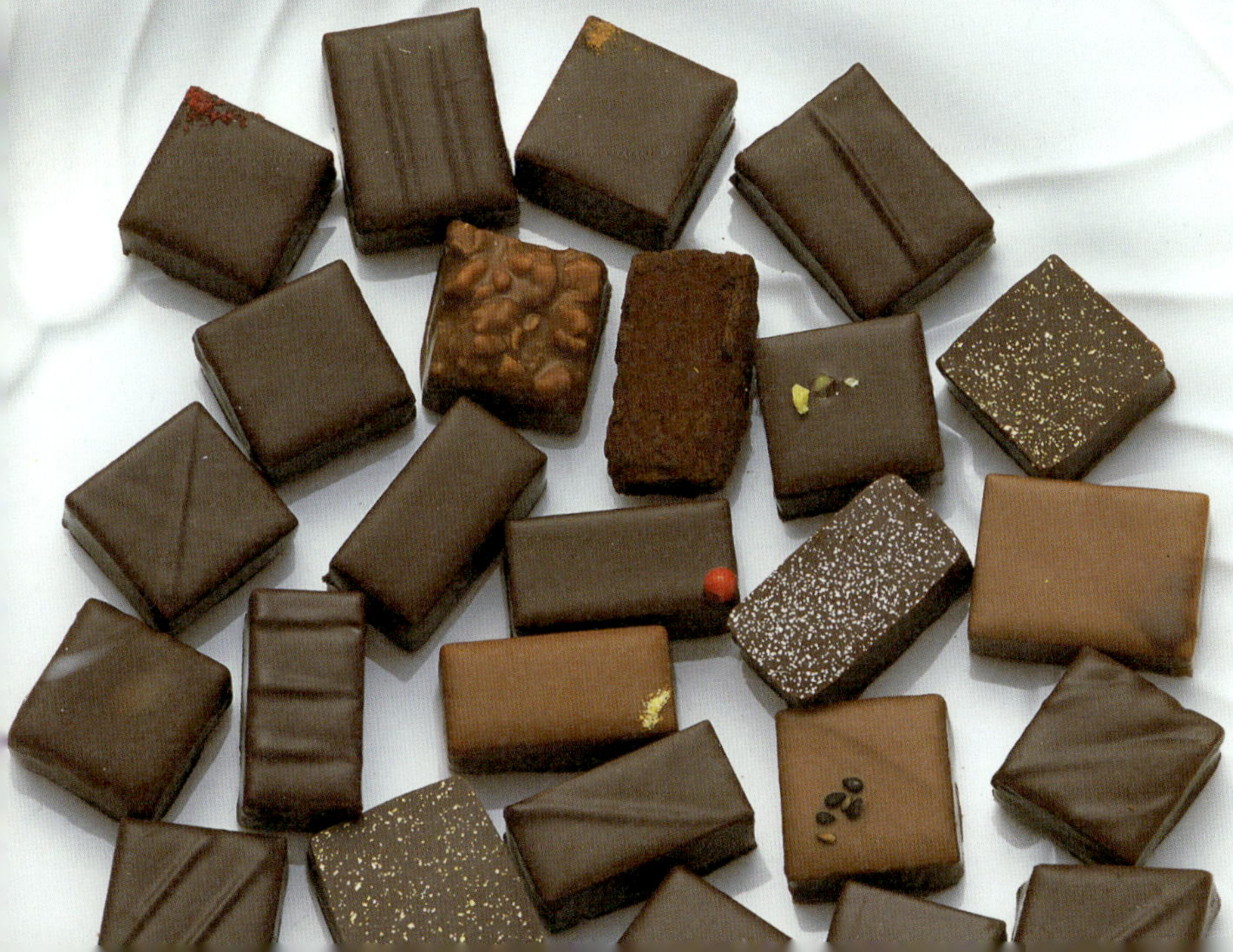
2

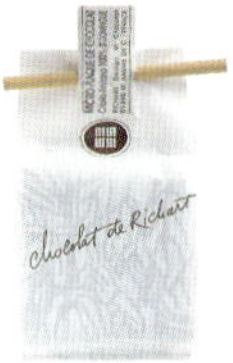

RICHART

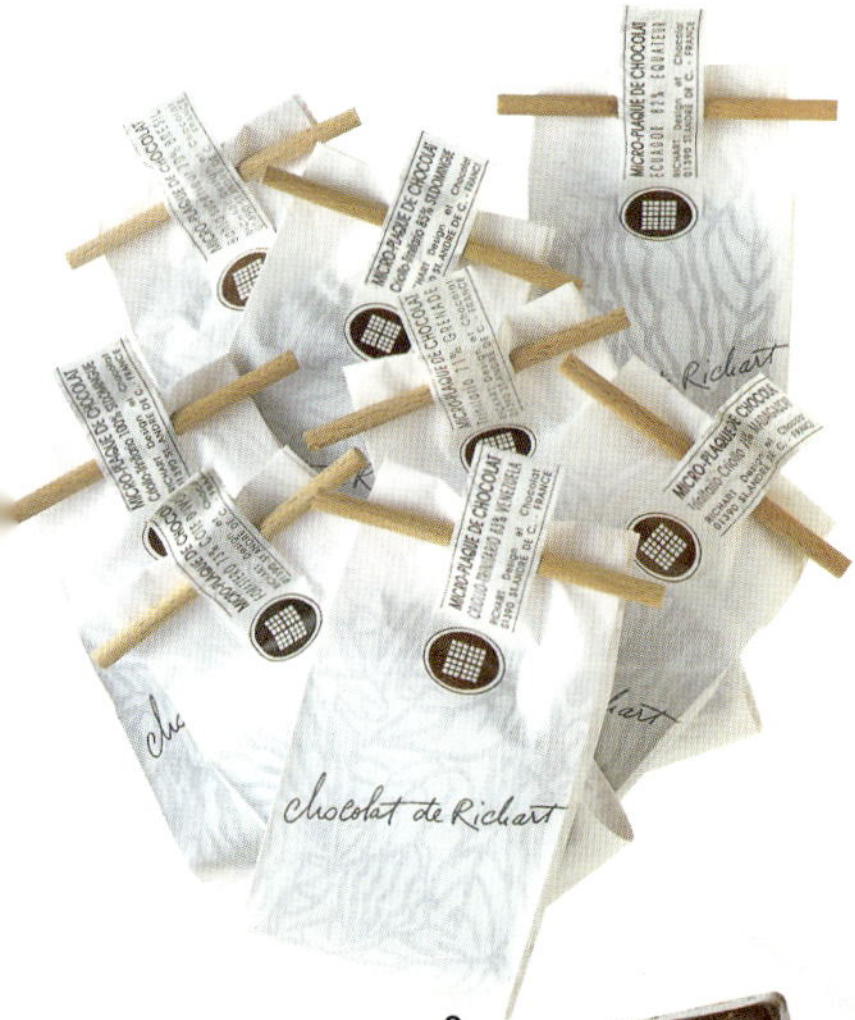

2

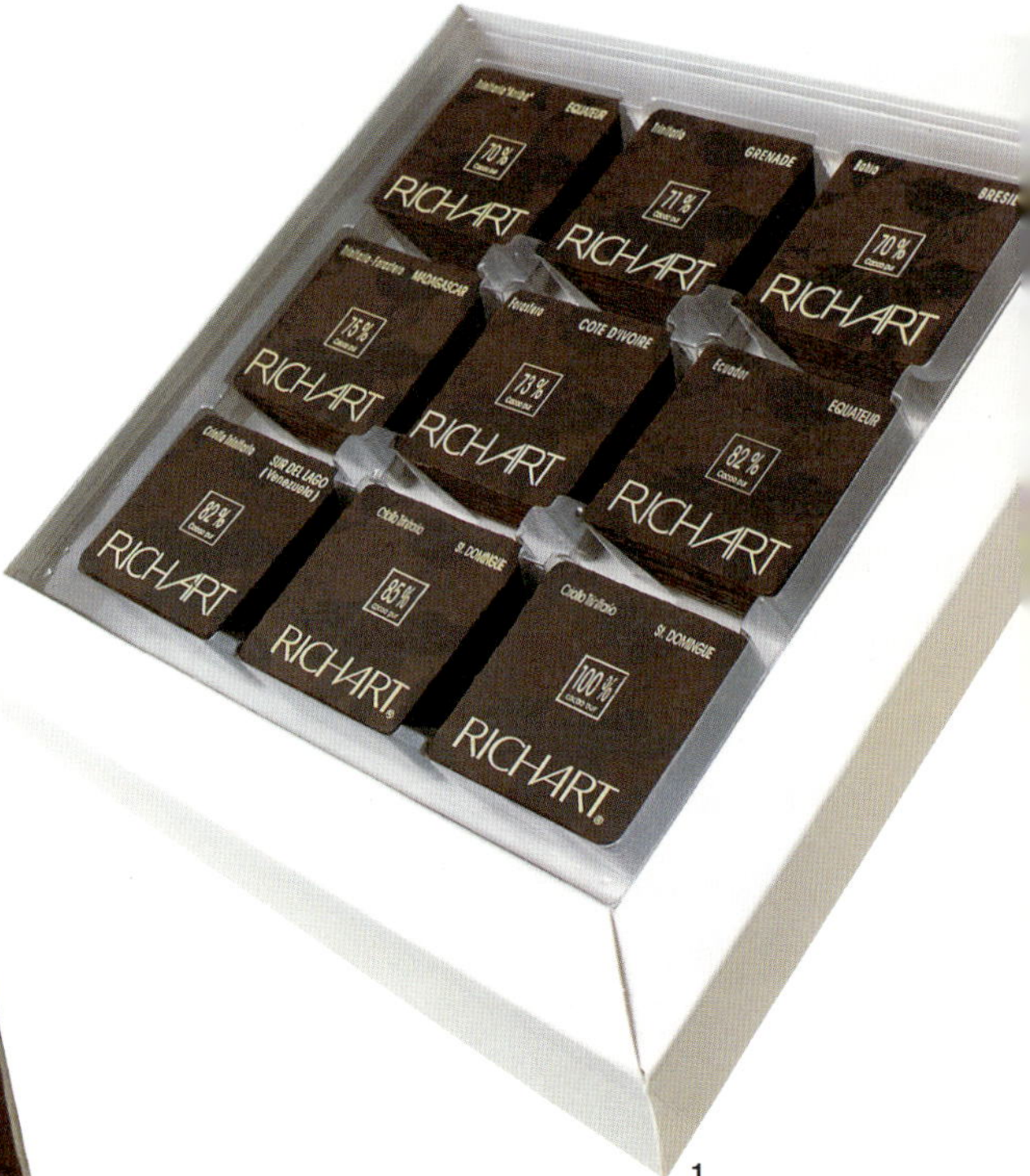

1

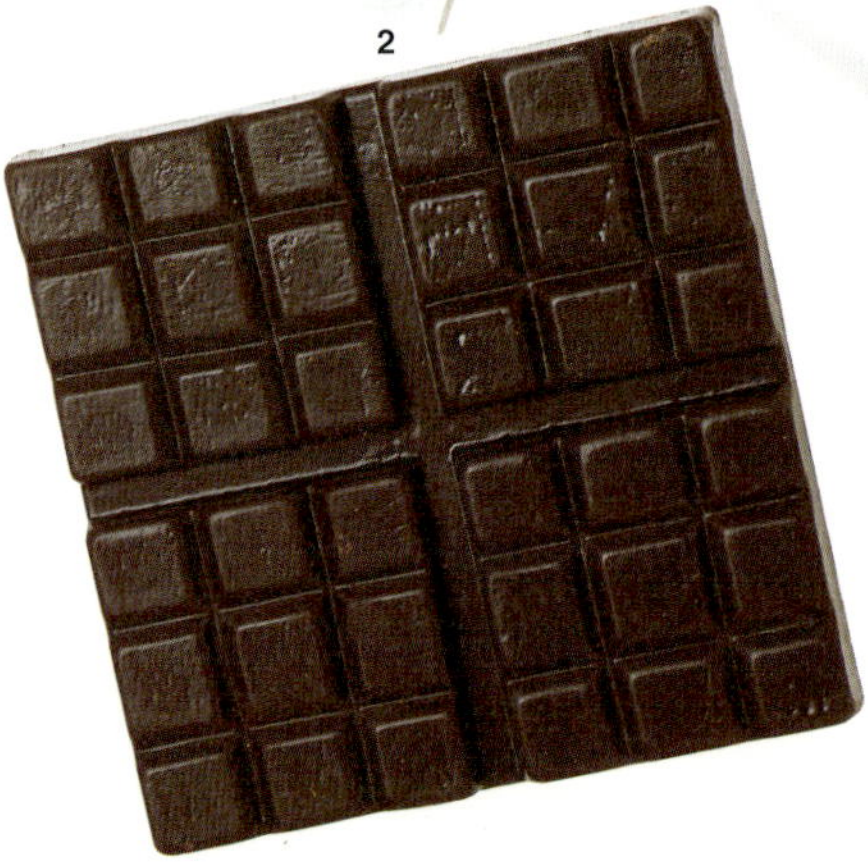

ダイエットチョコレート

1 ①ウルトラマンス（9種72枚入）／②③9種内容（カカオ分%、産地、品種）・70%、エクアトゥル（Equateur）、トリニタリオ・アリバ・70%、ブラジル（Bresil）、バイーア ・71%、グレナダ（Grenade）、トリニタリオ ・73%、コートジボワール（Cote d'ivoire）、フォラステロ・75%、マダガスカル（Madagascar）、トリニタリオ・フォラステロ ・82%、エクアトゥル（Equateur）、クリオロ・フォラステロ ・82%、ヴェネズエラ（Venezuera）、クリオロ・フォラステロ ・85%、サントドミンゴ（St.Domingue）、クリオロ・フォラステロ ・100%、サントドミンゴ（St.Domingue）、クリオロ・フォラステロ／④1枚4g（72枚入りで計288g）／⑤6720円 **2** ①ミクロプラック ビター8／②③8種内容（カカオ分%、産地、品種）・70%、ブラジル（Bresil）、バイーア ・71%、グレナダ（Grenade）、トリニタリオ ・73%、コートジボワール（Cote d'ivoire）、フォラステロ ・75%、マダガスカル（Madagascar）、トリニタリオ・フォラステロ ・82%、エクアトゥル（Equateur）、クリオロ・フォラステロ ・83%、ヴェネズエラ（Venezuera）、クリオロ・トリニタリオ ・85%、サントドミンゴ（St.Domingue）、クリオロ・トリニタリオ ・100%、サントドミンゴ（St.Domingue）、クリオロ・トリニタリオ／④50g（各2枚入り）／⑤各840円

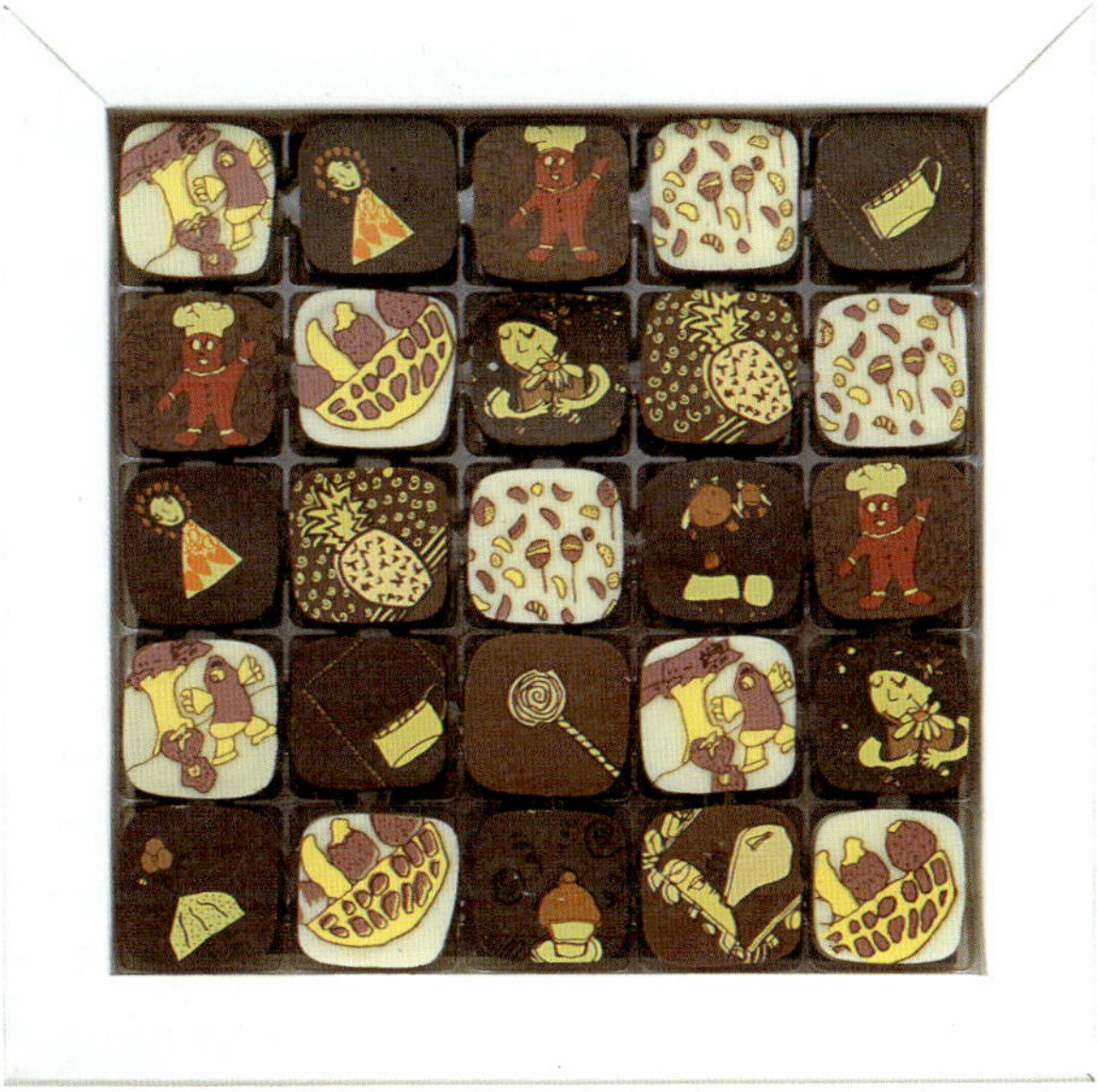

1

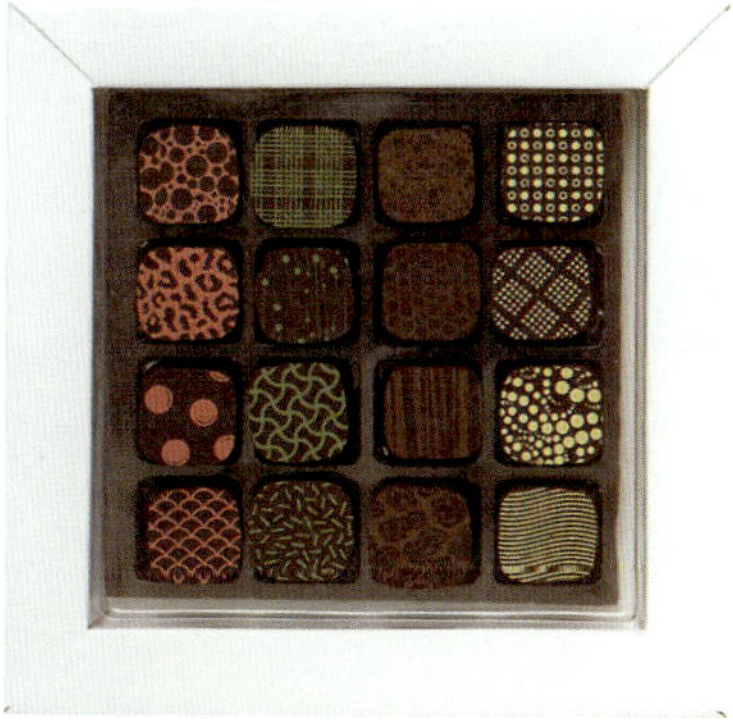

2

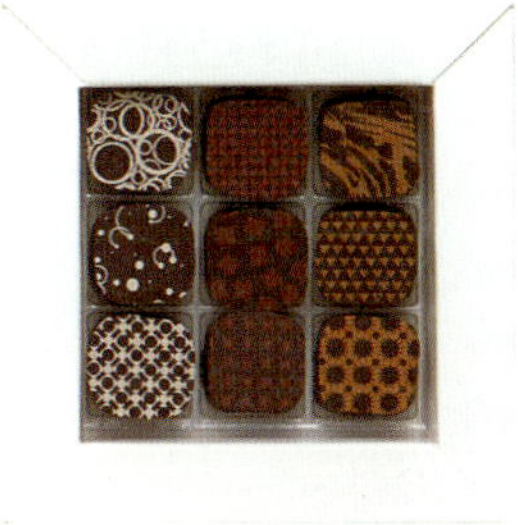

3

ごほうびチョコレート

1 アーティストの卵（25粒入り）／7560円
2 プチリシャール（16粒入り）／2520円
3 プチリシャール（9粒入り）／1470円

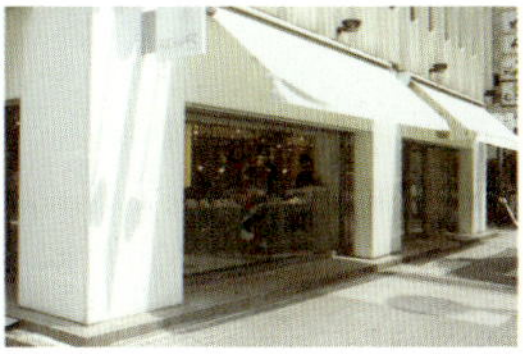

リシャール

住所：東京都中央区銀座7-7-12　電話：03-5537-3088
その他の店舗：六本木ヒルズ店、大丸心斎橋店

美食と織物の街、フランスはリヨンのショコラトリーだけあって、他とは一線を画す世界を展開している。毎年子供たちの絵からデザインをおこすというシリーズはいかにも愛らしく、色とりどりの小さなチョコのボックスは、甘い夢のよう。カカオ豆の種類、原産地、パーセンテージの３つがしっかりと記されたプレートとブロックのチョコは、新鮮な驚きに満ちている。

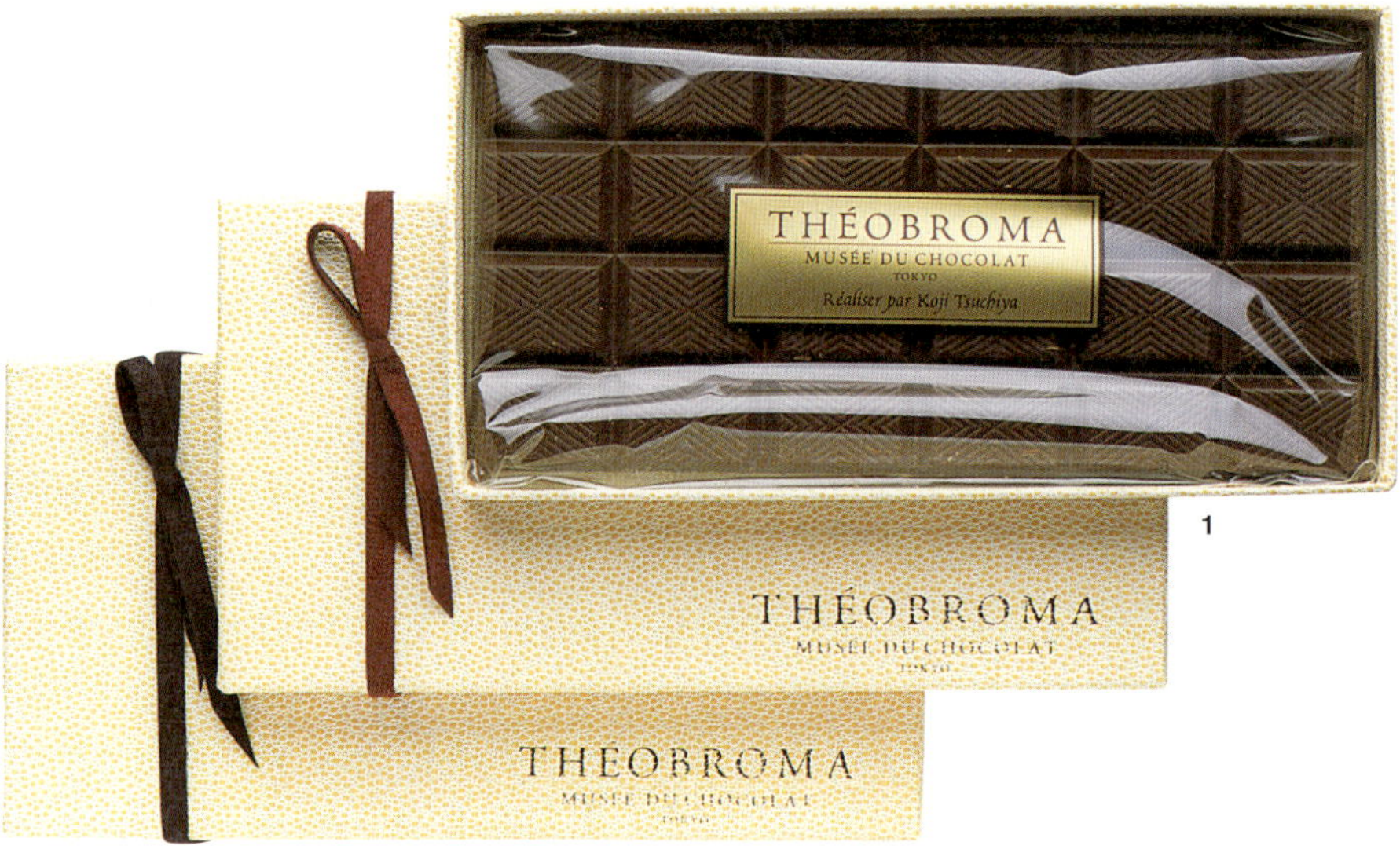

1

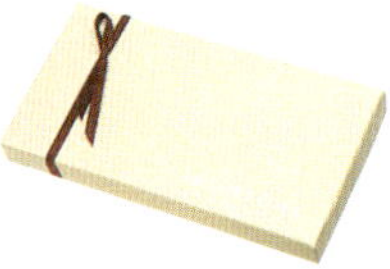

THÉOBROMA

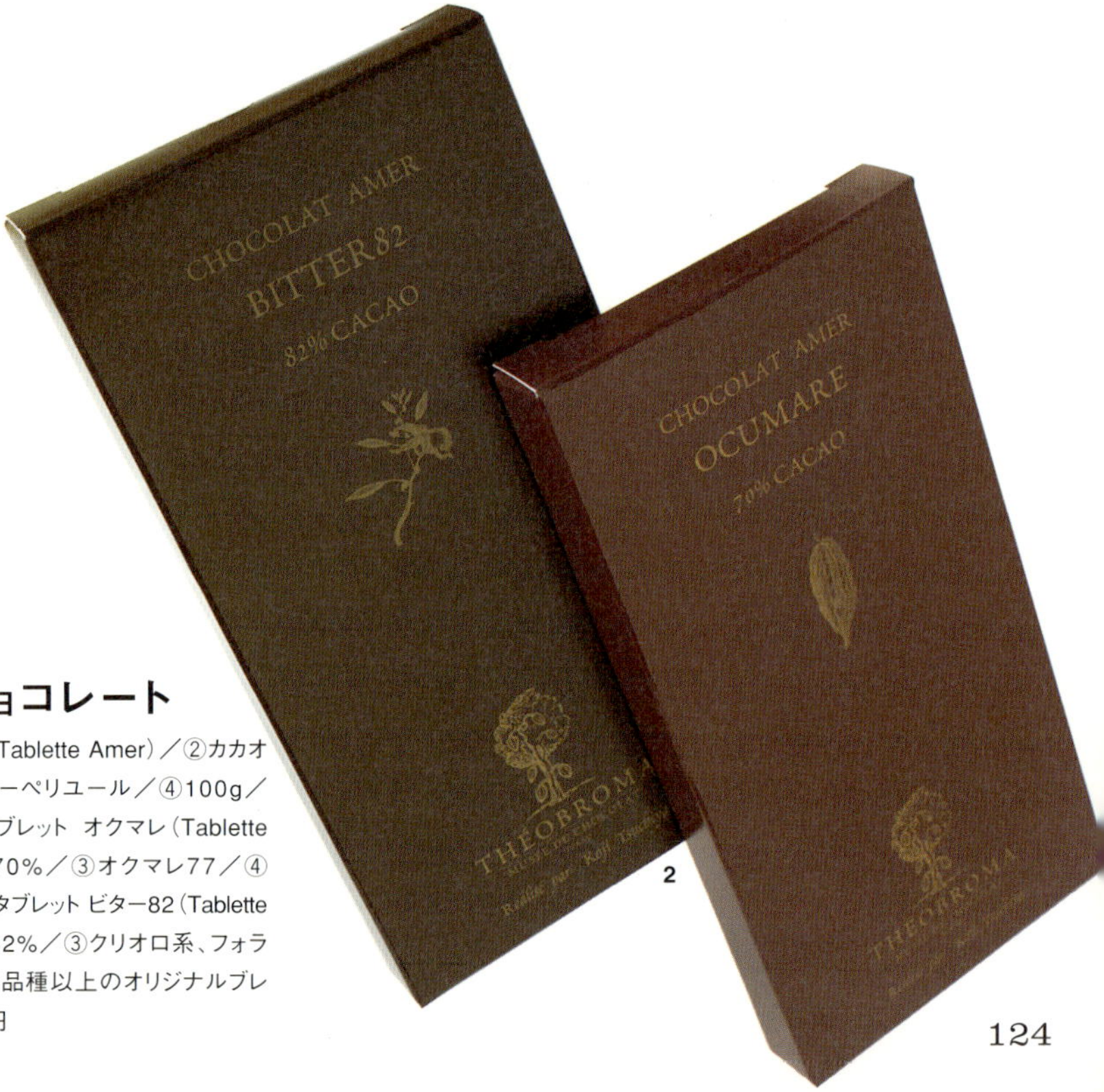

2

ダイエットチョコレート

1 ①タブレット アメール（Tablette Amer）／②カカオ分73%／③カレネロ・スーペリユール／④100g／⑤945円　**2**（右）①タブレット オクマレ（Tablette Ocumare）②カカオ分70%／③オクマレ77／④100g／⑤892円（左）①タブレット ビター82（Tablette Bitter82）／②カカオ分82%／③クリオロ系、フォラステロ系、トリニタリオ系5品種以上のオリジナルブレンド／④100g／⑤892円

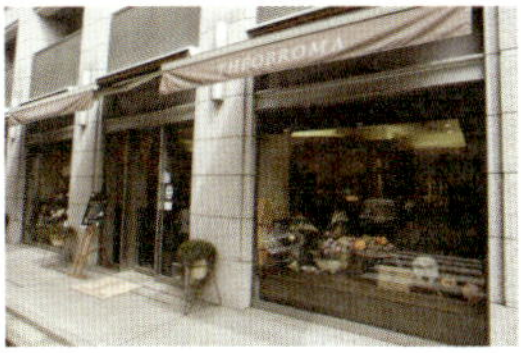

テオブロマ

住所：東京都渋谷区富ヶ谷1-14-9　グリーンコアL渋谷1F
電話：03-5790-2181
その他の店舗：広尾店、ビス（西池袋）、東武池袋プラザ館店、松屋銀座店

カカオの学名から名を取ったこの店には、ショコラティエ土屋公二の、カカオへの愛情が溢れている。丹念に生み出されたチョコレートと共に、空間を飾っているのは、本物のカカオの実や、ヨーロッパの古いチョコレートのパッケージデザインなど、数々のコレクション。訪れる人は、甘く優しく温かな空気に包まれる。

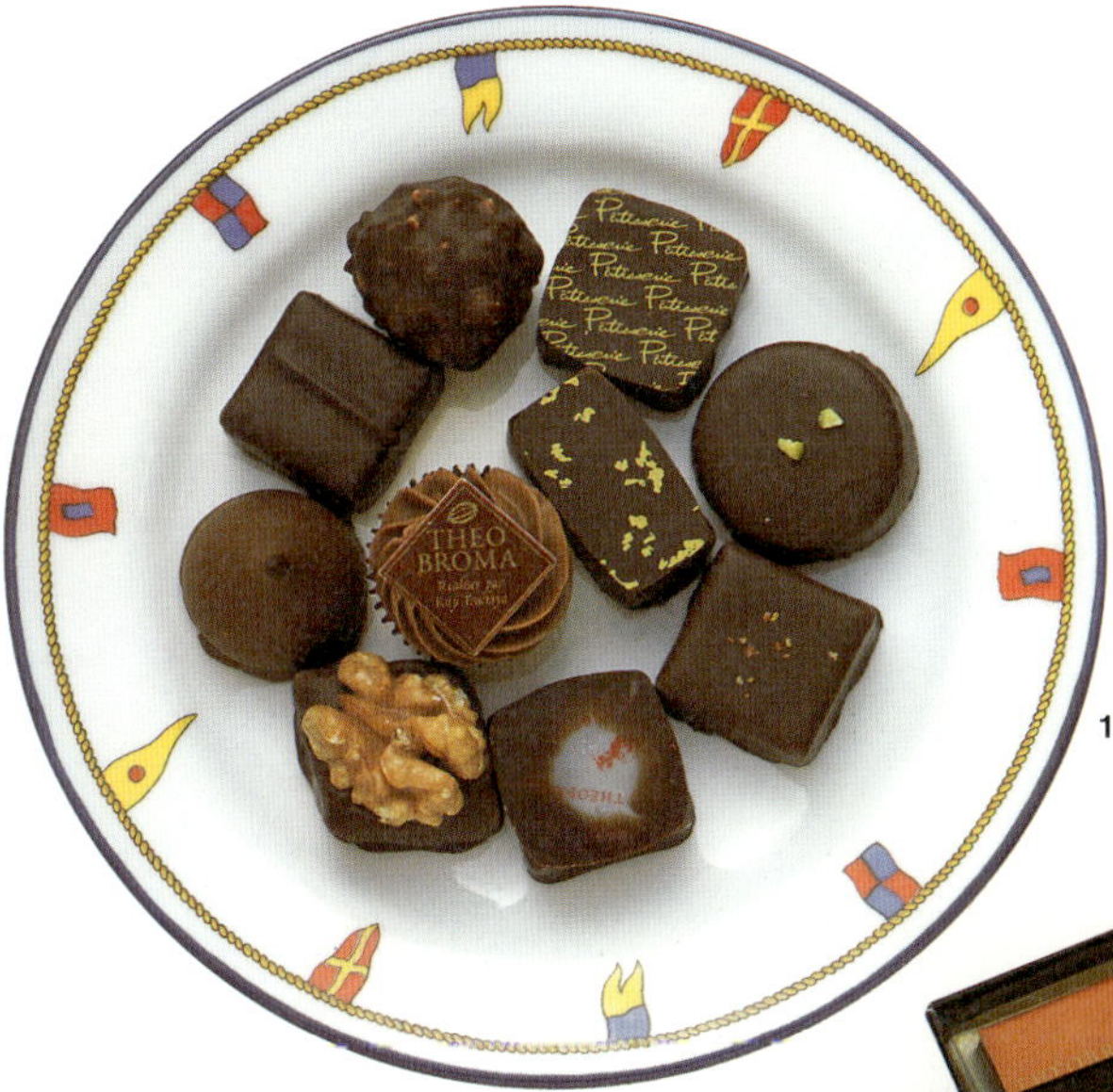

1

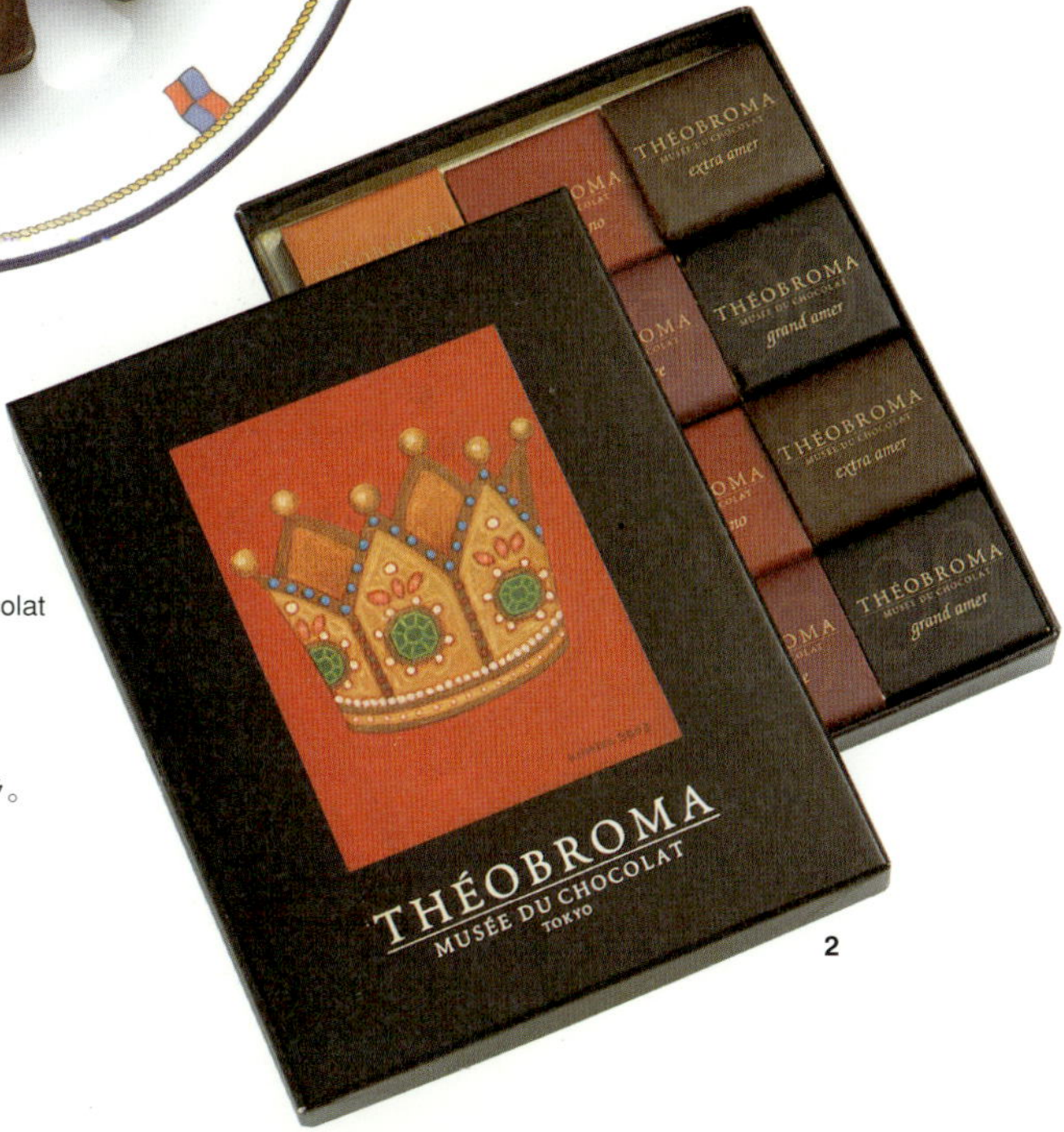

2

ごほうびチョコレート

1 ボンボンショコラ各種　Bonbons Chocolat（10個入り）2415円
2 キャレ デギュスタシオン（24枚入り）6種類（41%、61%、66%、70%、80%、90%）のカカオ分の異なるショコラ。Carré Dégustation／2310円

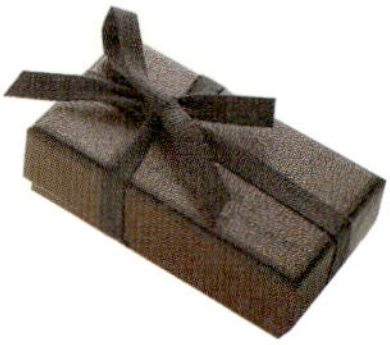

LA MAISON DU CHOCOLAT

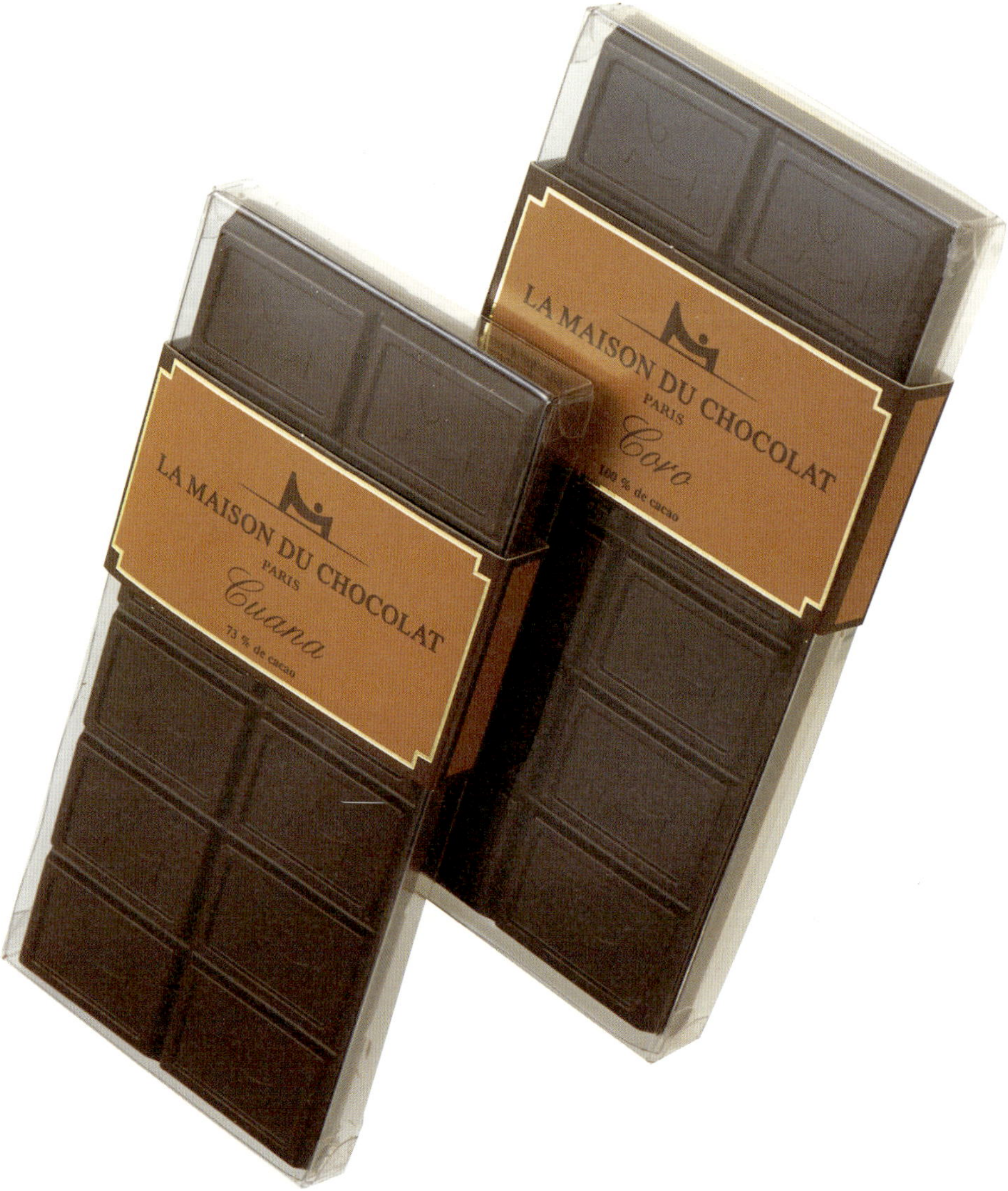

ダイエットチョコレート

板チョコレート Tablettes

（左）①クアナ（Cuana）／②カカオ分73%／③クリオロを主に使用／④1枚120g／⑤1580円

（右）①コロ（Coro）／②カカオ分100%／③クリオロを主に使用／④1枚100g／⑤1580円

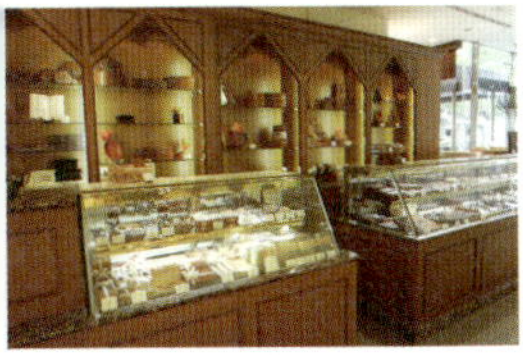

ラ・メゾン・デュ・ショコラ

住所：東京都港区北青山3-6-1　ハナエ・モリビル1F　電話：03-3499-2168
その他の店舗：丸の内店

高級感の溢れる、パリのショコラトリー。パーセンテージの違う板チョコで、カカオ本来の味わいを堪能できる。とりどりのチョコレートを詰め合わせたパッケージは、格別に贅沢でエレガント。原産地の異なる数種のカカオ豆を用いたガナッシュの、味の違いを楽しむのは、極上の喜びとなるだろう。

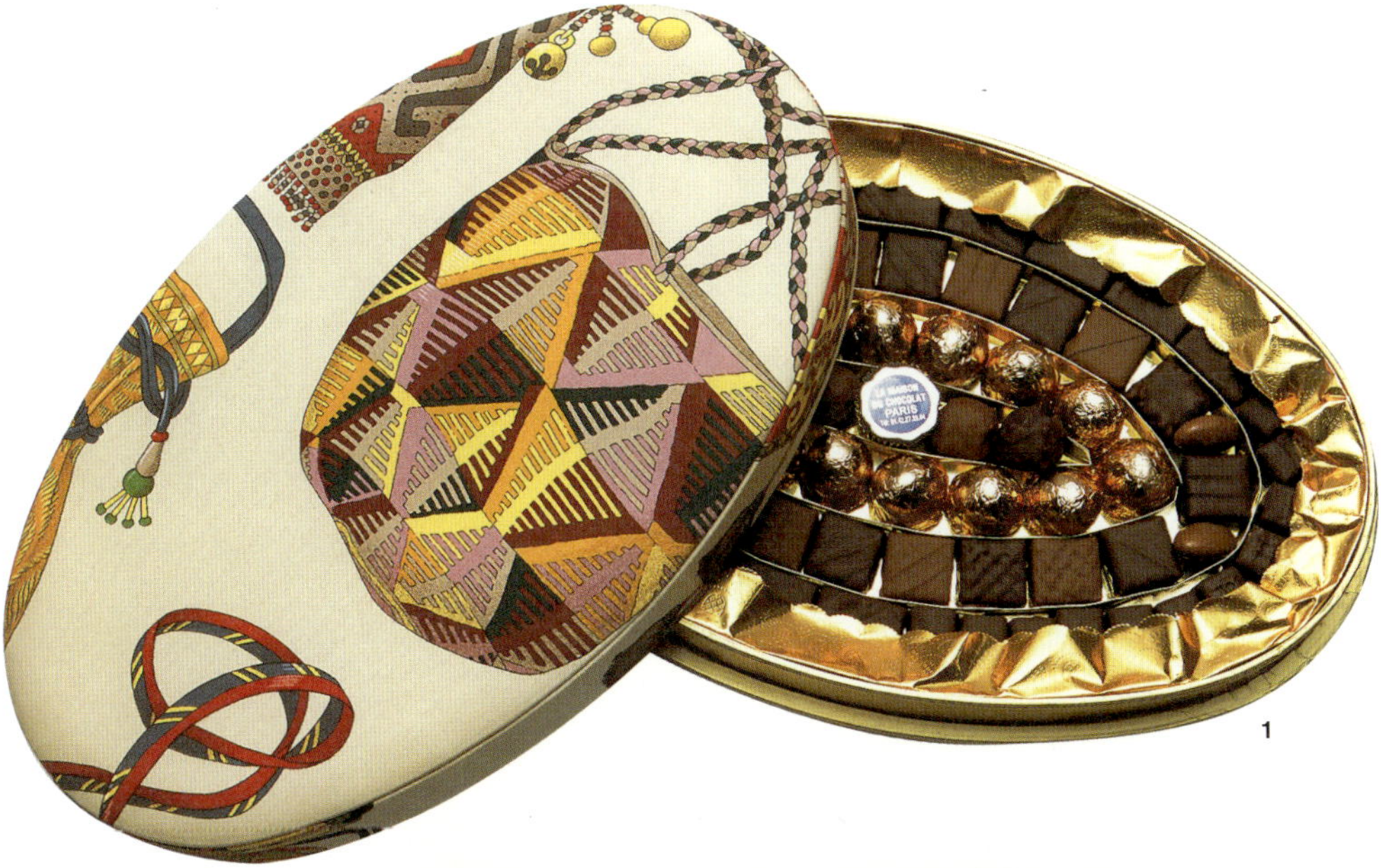

1

ごほうびチョコレート

1 特別ギフト／布箱（Boîte tissu）
チョコレート詰め合わせ28300円
2 タマナコ　Tamanaco（30粒入り）
10000円

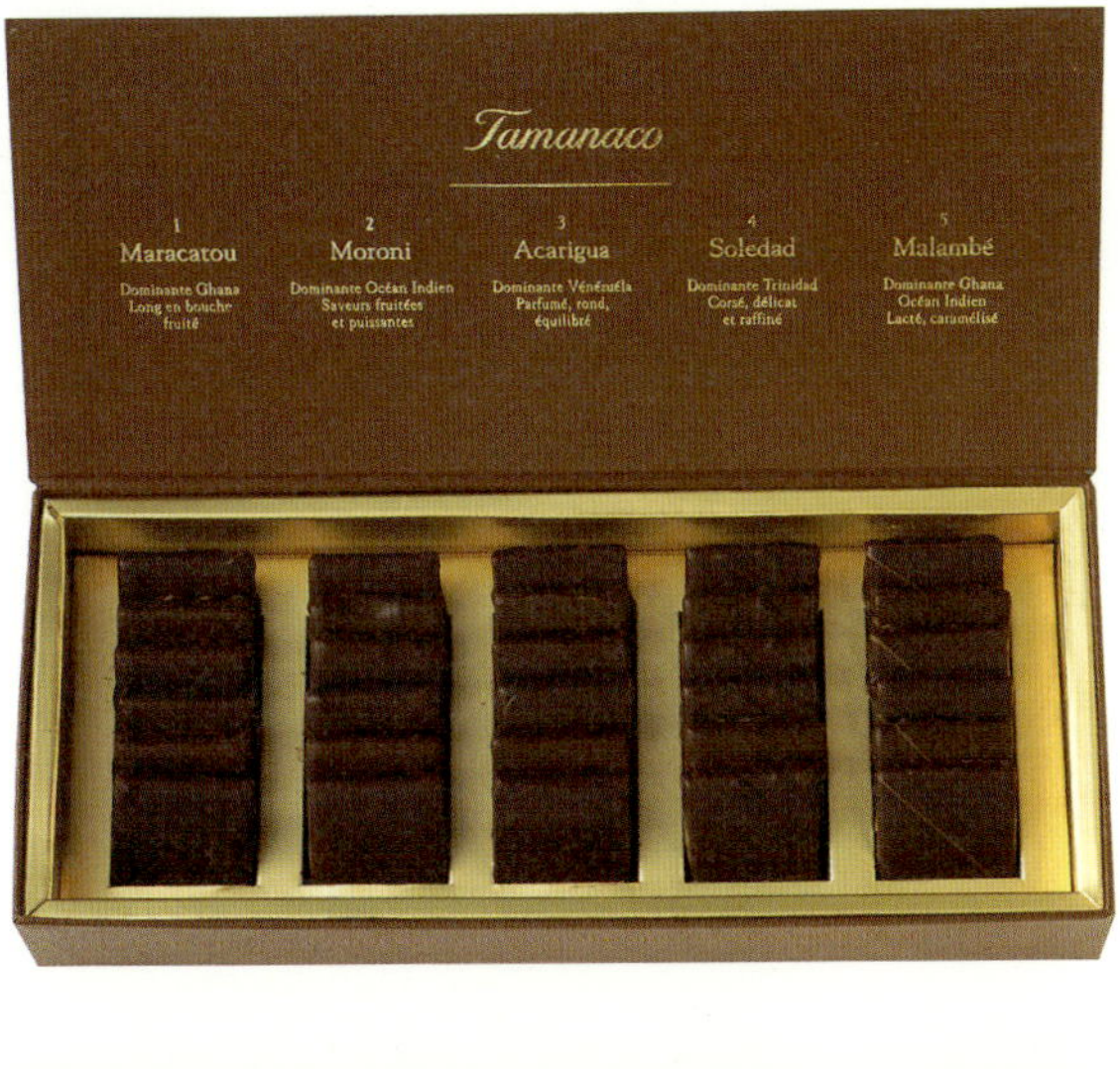

2

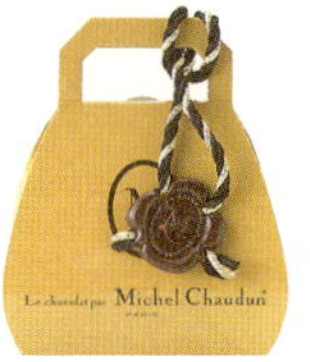

Michel Chaudun

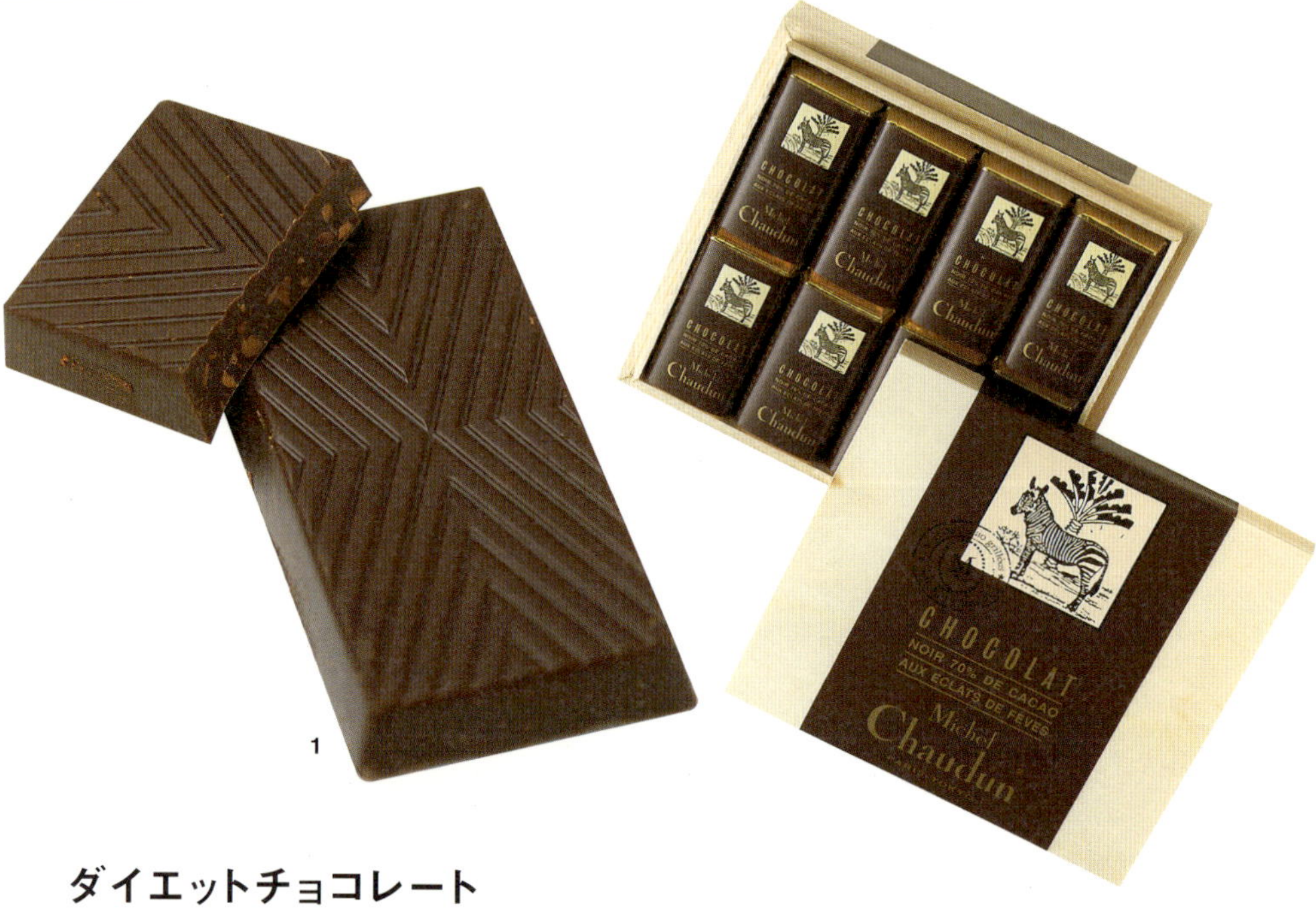

1

ダイエットチョコレート

1 ①ナポリタンオフェーヴ（Napolitain aux fèves）／②カカオ分70%／④120g／⑤1890円（24個入り）

2 ①マシャラ（Machala）／②カカオ分80%／④約85g／⑤1575円（30枚入り）

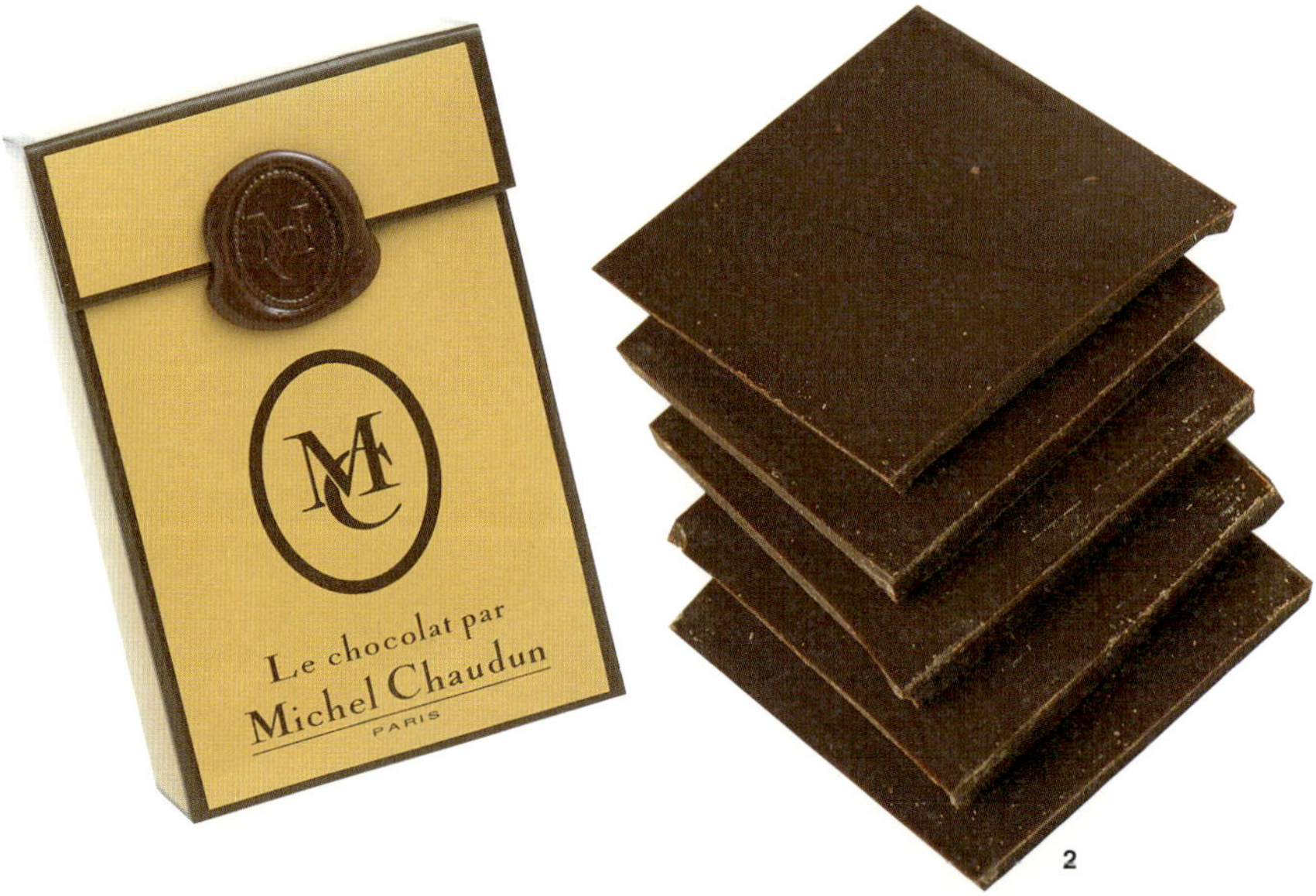

2

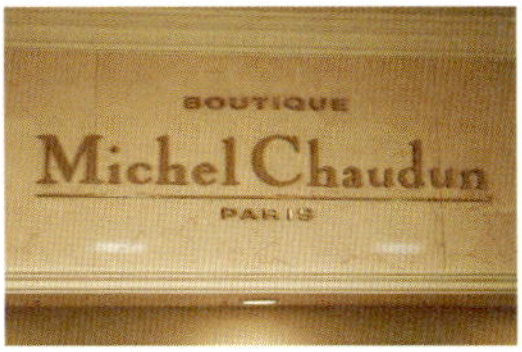

ミッシェル・ショーダン

住所：東京都中央区銀座6-10-1　銀座松坂屋B1　電話：03-3572-1111（代表）
その他の店舗：玉川髙島屋店

パリの、大御所のショコラティエ。どのチョコレートも上品で、このうえなく美しく、味わいは繊細かつリッチ。しゃれたパッケージを開くと、そこに並んだボンボンたちは、まるで音楽を奏でるような、絶妙のハーモニーをなしている。カカオ豆の入ったチョコは、ここが元祖だけあって、さすがと納得。

ごほうびチョコレート

ボンボンショコラ各種　Bonbons Chocolat
バロタン（ボンボンショコラ詰め合わせ）8個入り
2100円

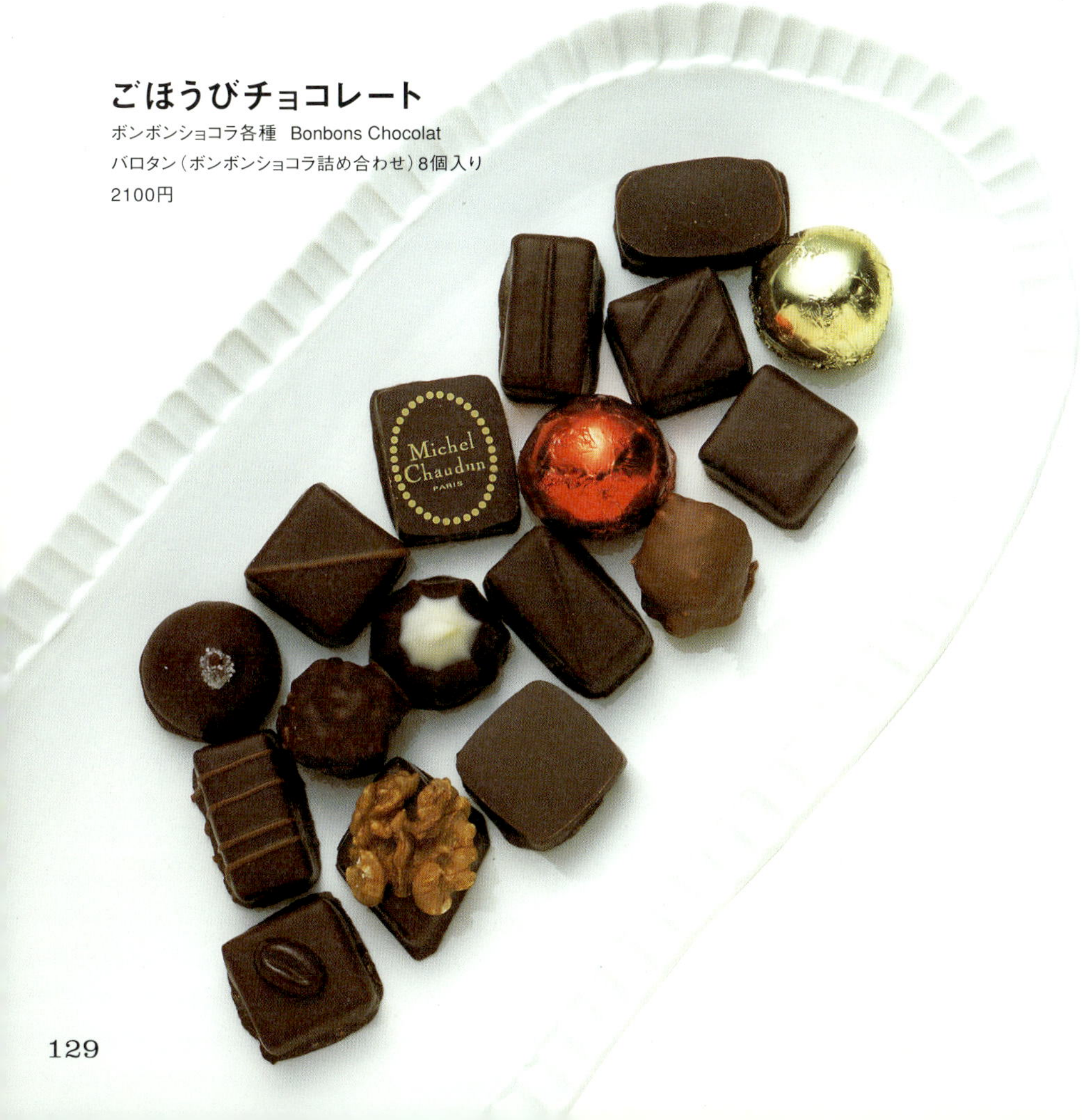

ノイハウス

住所：東京都新宿区西新宿1-5-1
小田急ハルク別館B2
電話：03-3342-1111（代表）
その他の店舗：松屋銀座店、大丸心斎橋店、
東武池袋プラザ館店、吉祥寺ロンロン店、
福田屋ショッピングプラザ宇都宮店、津 松菱店

創業1857年という、ベルギーの最も歴史あるショコラトリー。プラリネは、実はここから世に出され、世界中に広まっていったのである。70%チョコレートには、カカオの実がデザインされ、世紀を超えてきた老舗の誇りが感じられる。

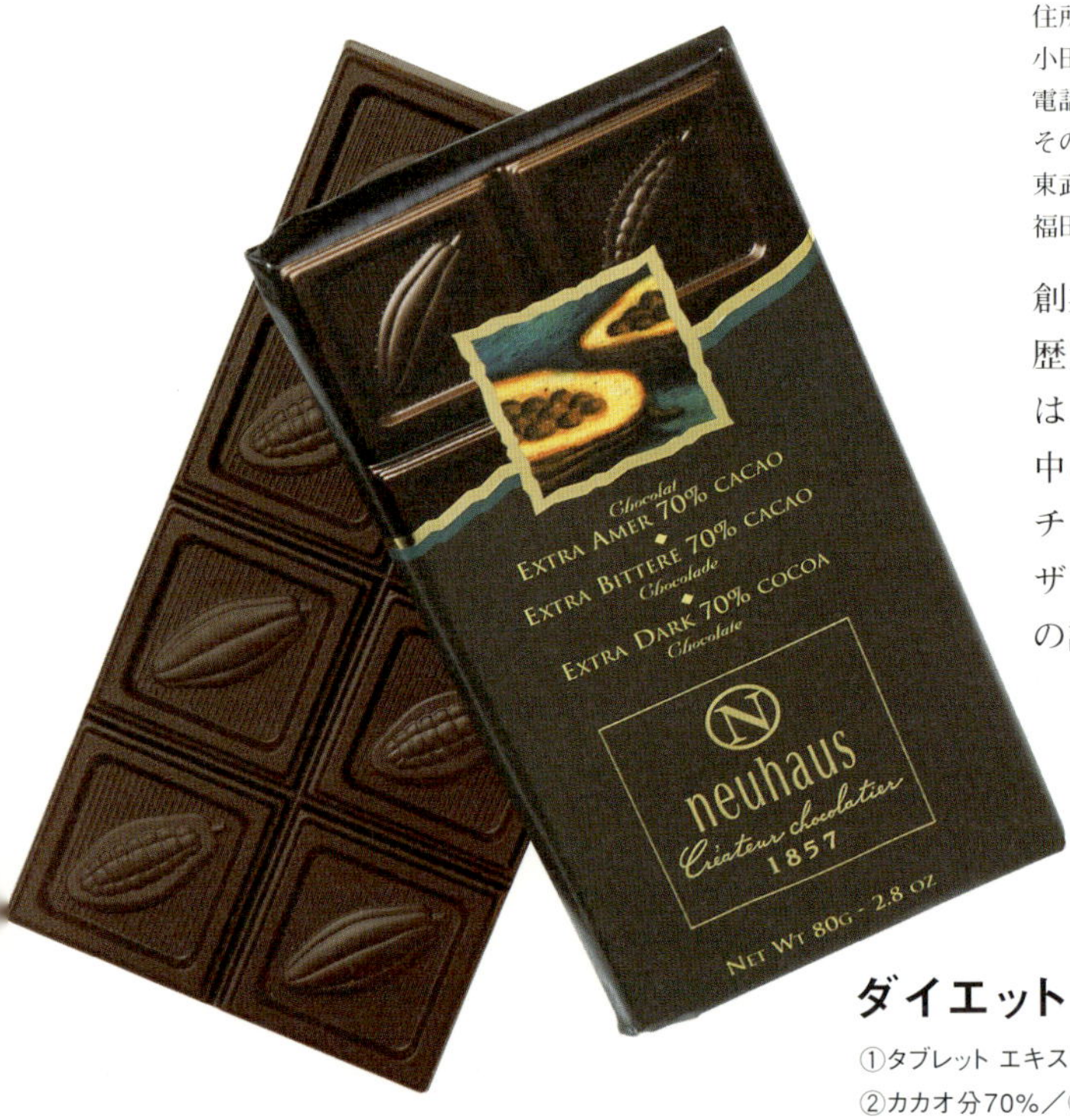

ダイエットチョコレート

①タブレット エキストラダーク Tablet EXTRA DARK
②カカオ分70%／③トリニタリオ・クリオロ／④80g／⑤840円

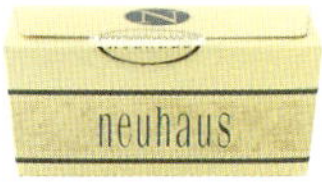

neuhaus

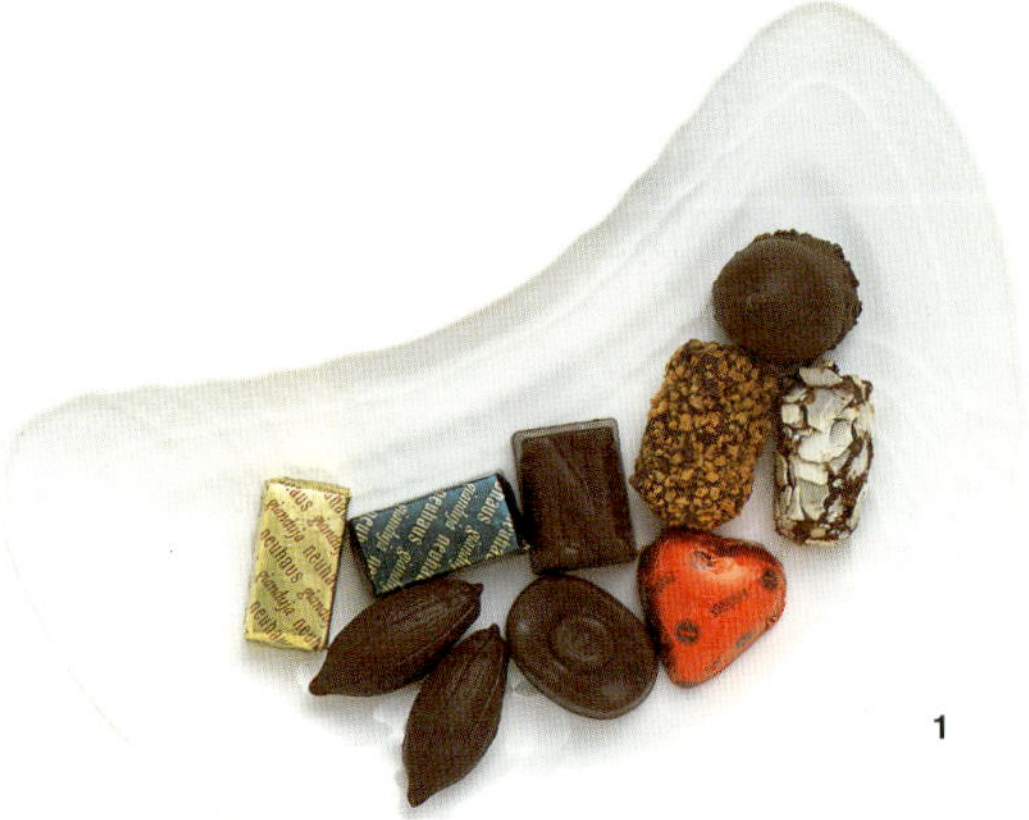

1

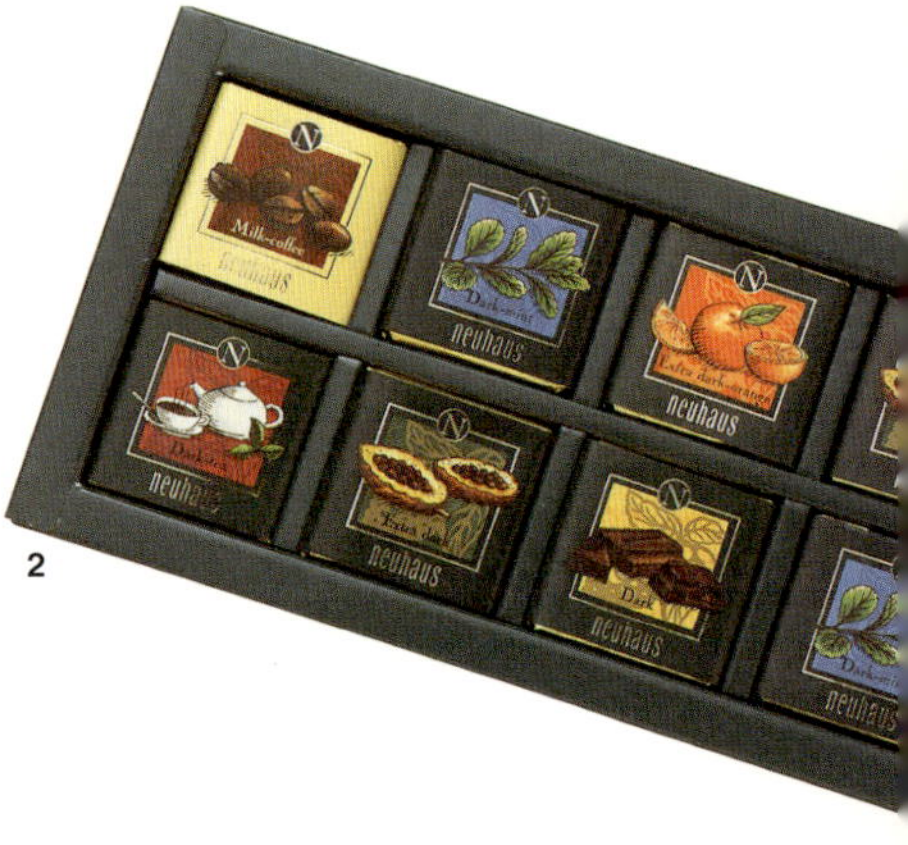

2

ごほうびチョコレート

1 プラリネ、トリュフ／各種 210円～
2 ナポギャラリー Napo Gallery（24枚入り）／ 2100円

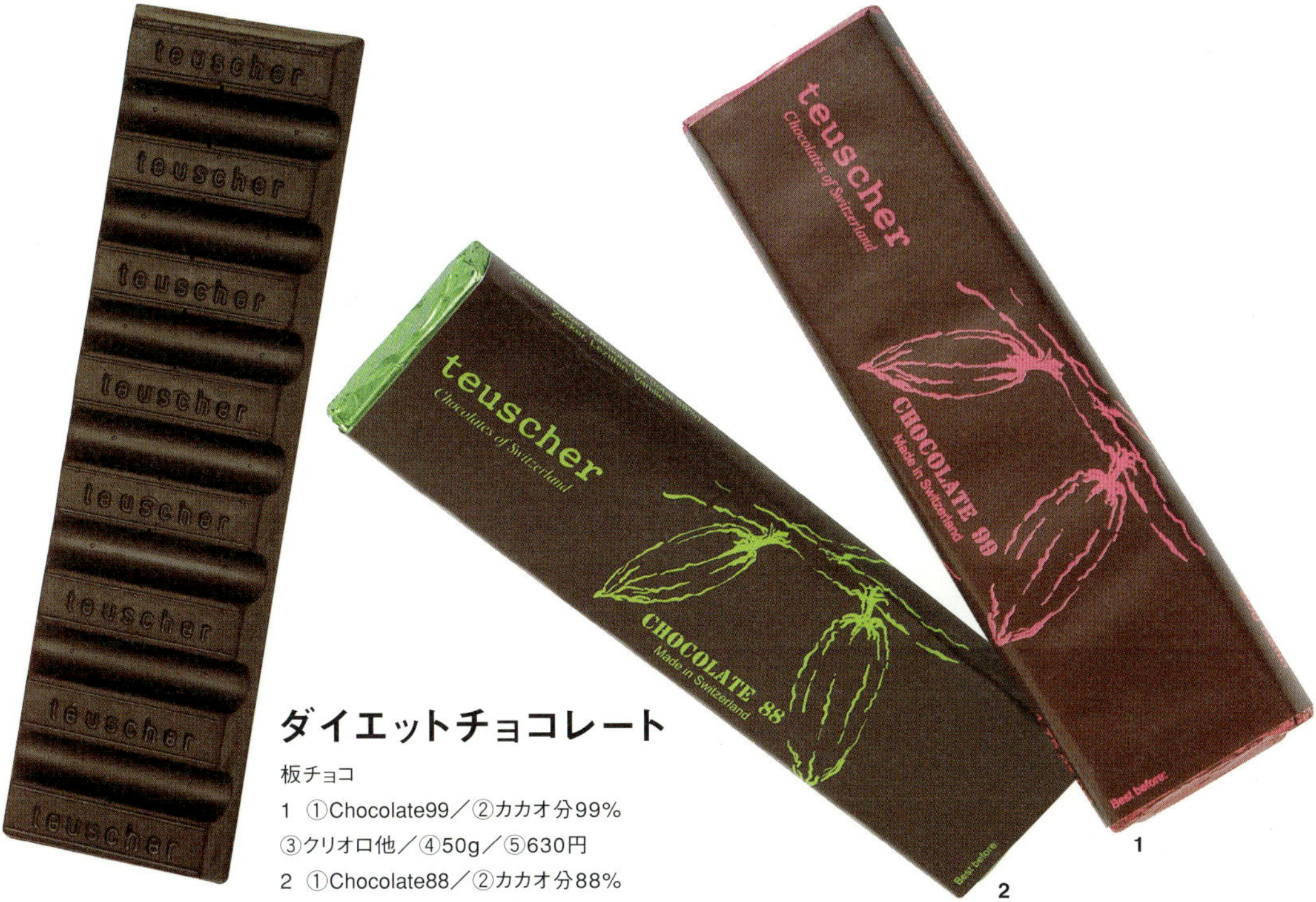

ダイエットチョコレート

板チョコ

1　①Chocolate99／②カカオ分99%
③クリオロ他／④50g／⑤630円

2　①Chocolate88／②カカオ分88%
③クリオロ他／④50g／⑤630円

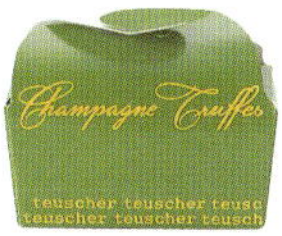

teuscher

ごほうびチョコレート

シャンパントリュフ　Champagne Truffes
オレンジトリュフ　Orange Truffes
カカオトリュフ　Cacao Truffes
1粒 315円

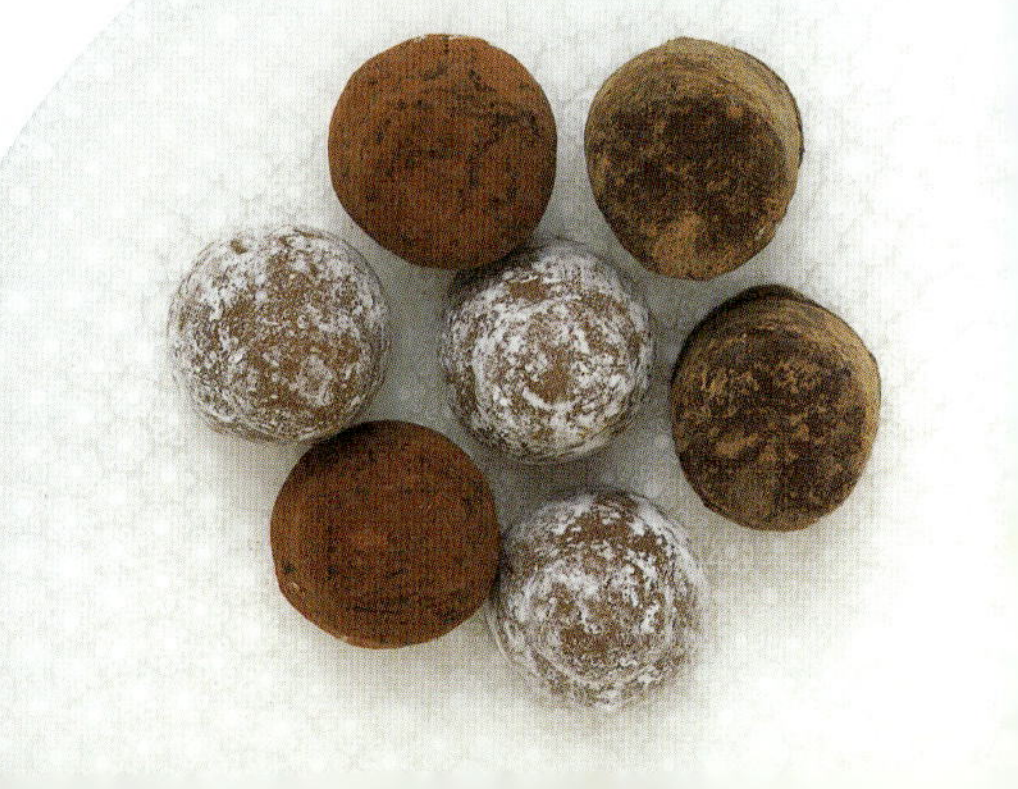

トイスチャー

住所：東京都渋谷区千駄ヶ谷5-24-2 新宿タカシマヤ
電話：03-5361-1111（代表）
その他の店舗：日本橋髙島屋、横浜髙島屋

スイスの老舗ショコラトリー。世界のトップにたつシャンパン・トリュフは、あまりにも有名である。カカオのパーセンテージの高いチョコレート・バーも、日本に入ってきている。種々のトリュフ類とは、全く世界の違う味わいが、強い説得力を持って私たちを驚かす。

ダイエットチョコレート

①チョコレートインデックス（Chocolate Index）／②（箱手前）アカリグア-カカオ分70%、（箱奥）フォルテシマ-カカオ分80%
③（箱手前）フォラステロ、（箱奥）クリオロ・トリニタリオ／④1枚15g／⑤1枚120円

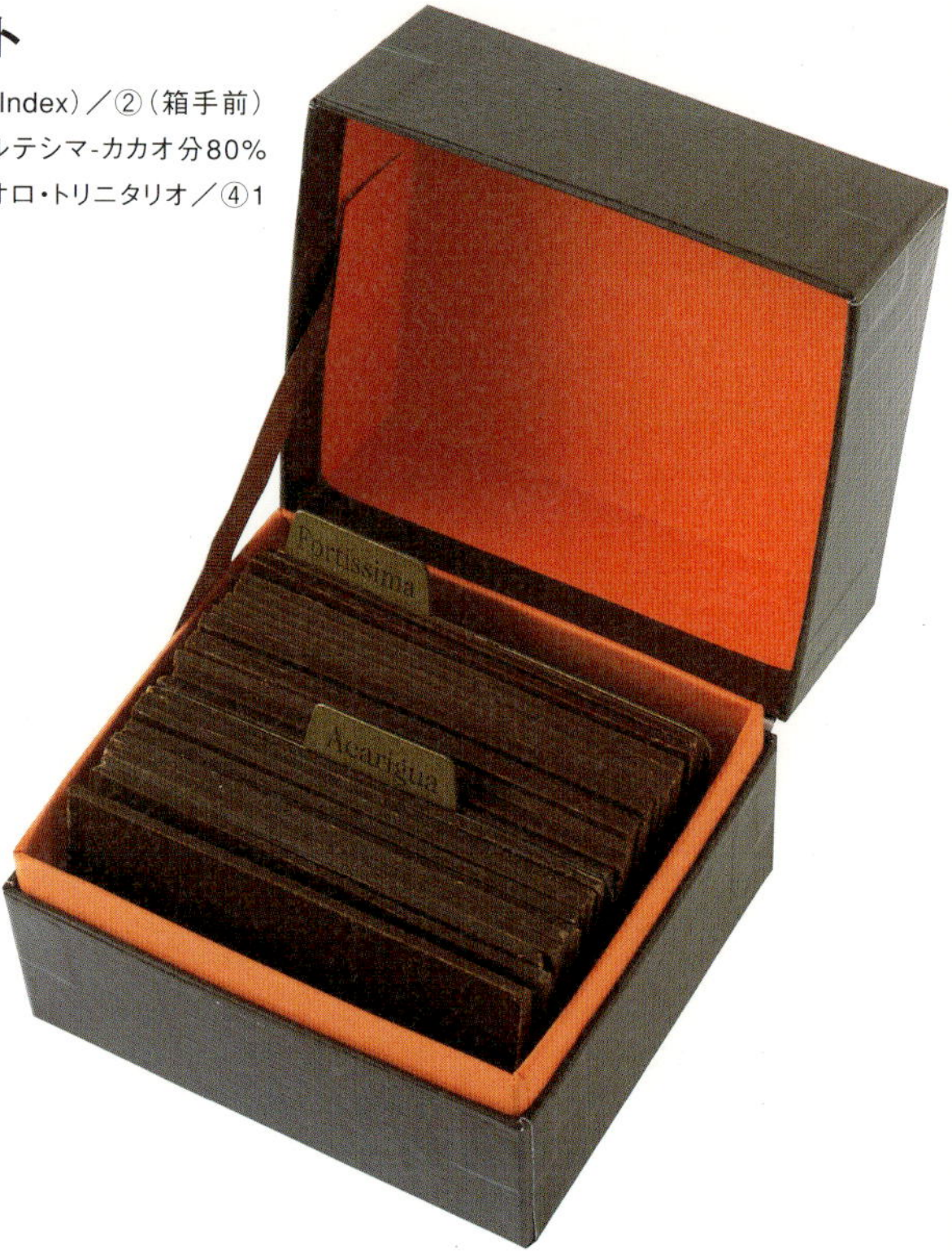

デカダンス ドュ ショコラ

住所：東京都渋谷区道玄坂1-12-3
渋谷マークシティイーストモール3F
電話：03-5457-2260
その他の店舗：代官山本店

渋谷から展開しているだけあって、若い世代の感覚が楽しいショコラトリー。スパイスを強い印象で用いたり、カカオのパーセンテージ別のチョコレートを薄いカードにし、名刺入れに入れたり。チョコのボックスそのものをチョコレートで作ってしまったのも、愉快なアイデアだ。

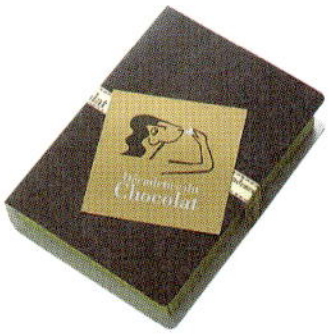

Décadence du Chocolat

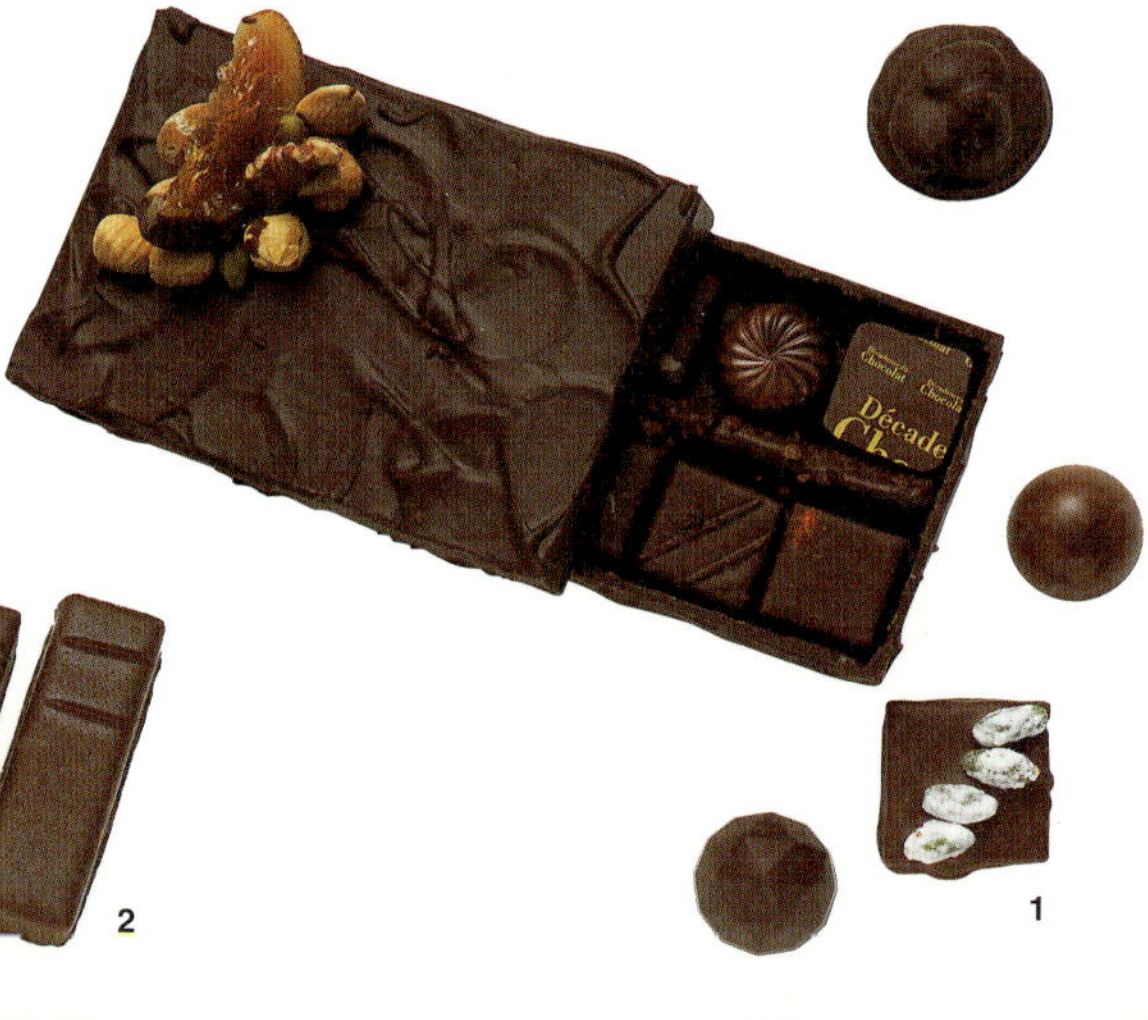

ごほうびチョコレート

1 チョコレートボックス Chocolate Box／3680円
2 クレヨン Crayon
（右）アカリグア（左）フォルテシマ／1個230円

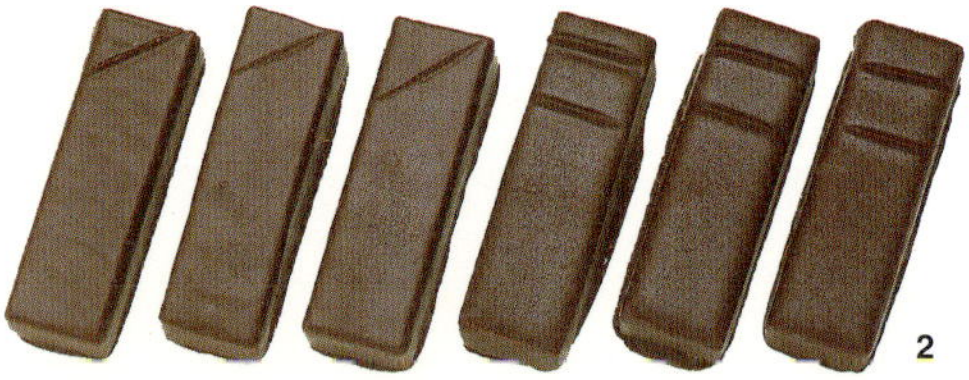

2

1

ダイエットチョコレート

1 ①タブレット Noir Extreme70／②カカオ分70%／④100g／⑤630円 **2** ①タブレットNoir85／②カカオ分85%／④100g／⑤630円 **3** ①プレートビター（9枚入り）／②カカオ分70%／④1枚5g／⑤735円 **4** ①ラングドシャ ビター（Langues de chat）／②カカオ分70%／④1枚11g（18枚入り）／⑤1680円

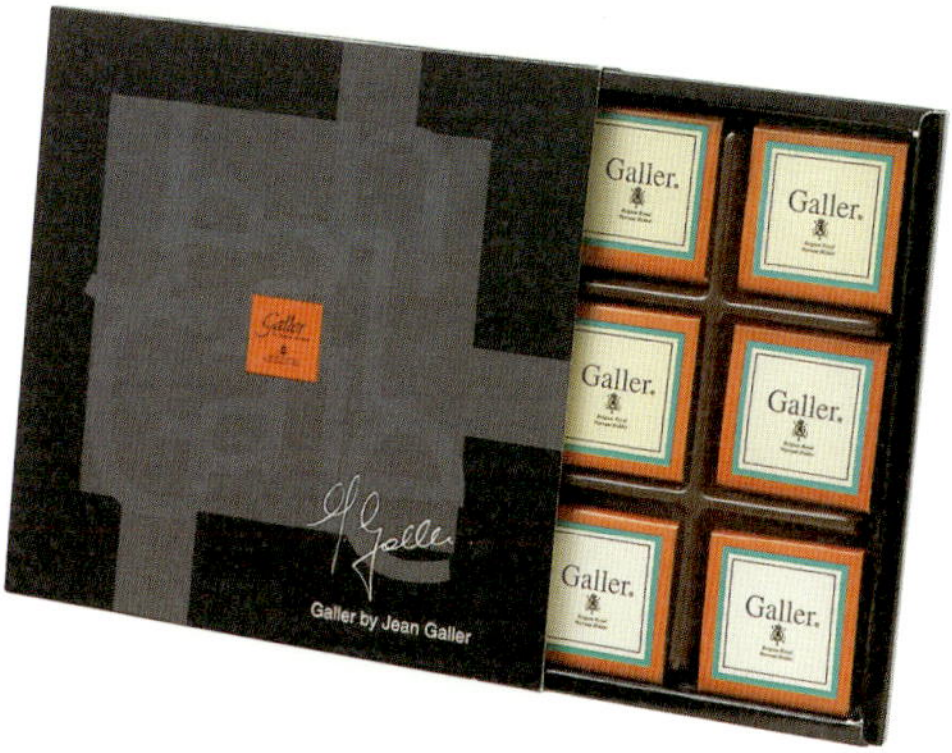

3

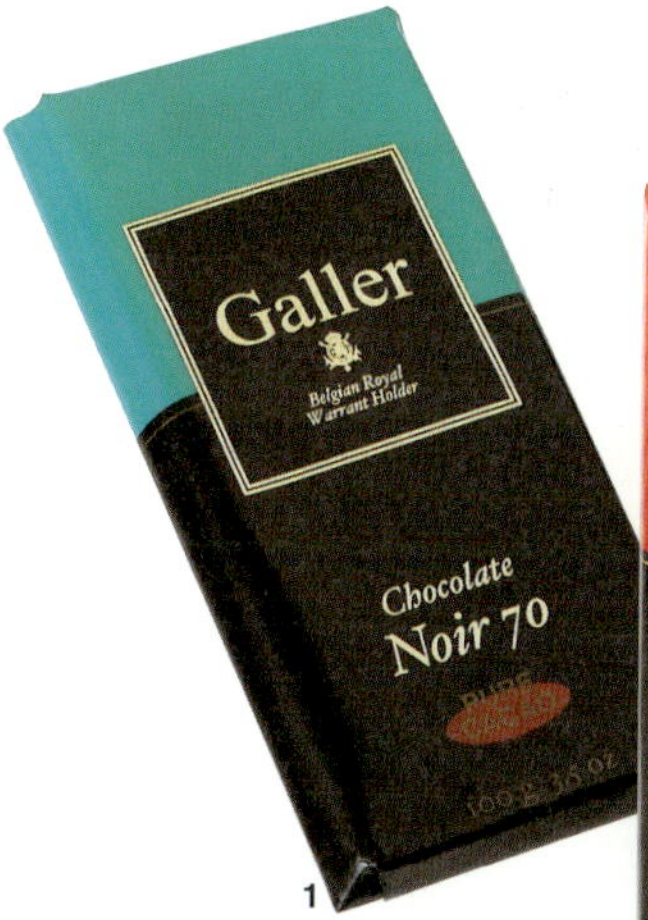

1

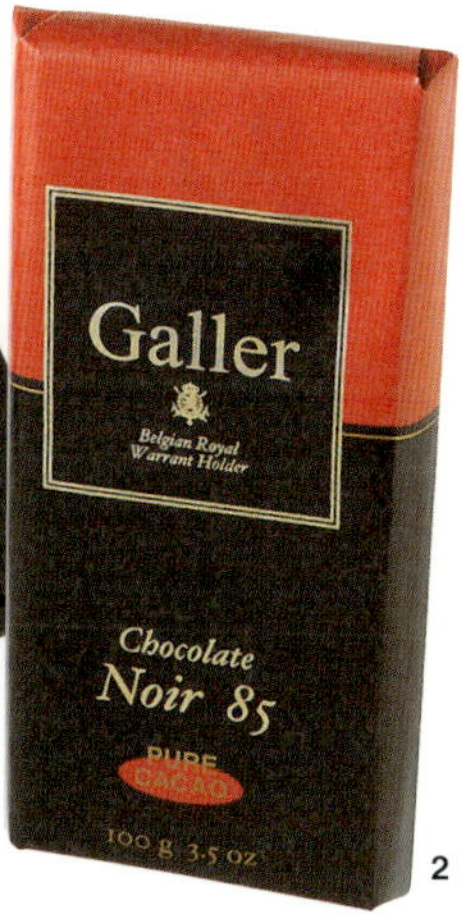

2

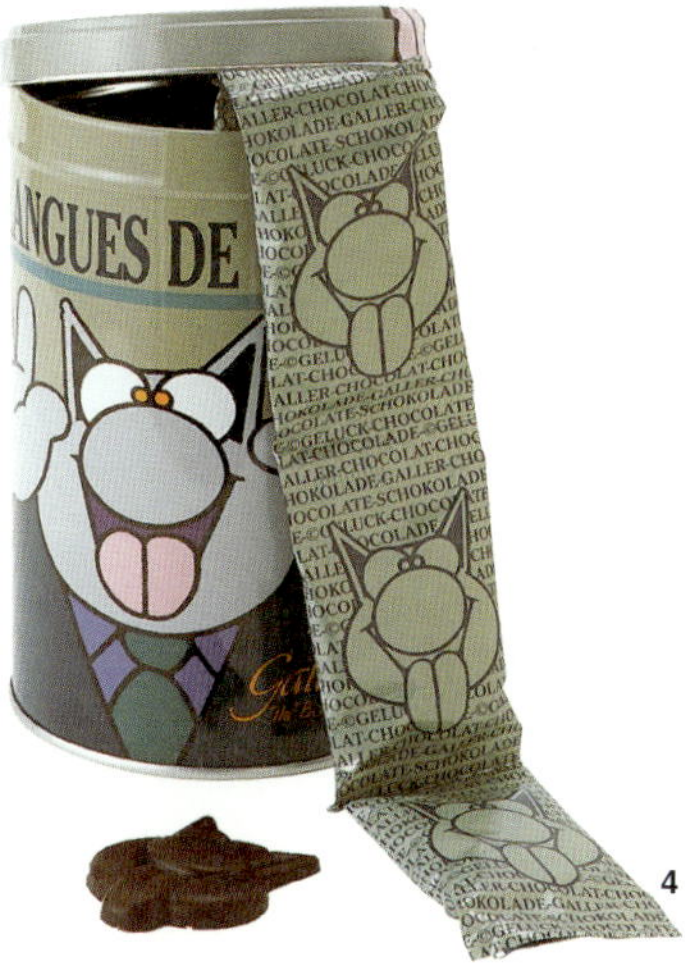

4

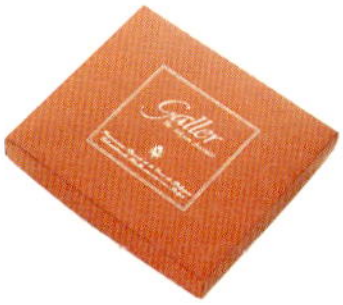

Galler

ガレー

住所：東京都中央区銀座3-2-1　銀座プランタン本館内B1
電話：03-3567-0077（代表）
その他の店舗：広島そごう百貨店、池袋西武百貨店本館、柏そごう百貨店、横浜そごう百貨店

ベルギーのショコラトリー。あくまでも天然素材にこだわったチョコレート作りは、定評がある。カカオのパーセンテージ別に作られたタブレット類も、素朴で着実なチョコレートという印象。

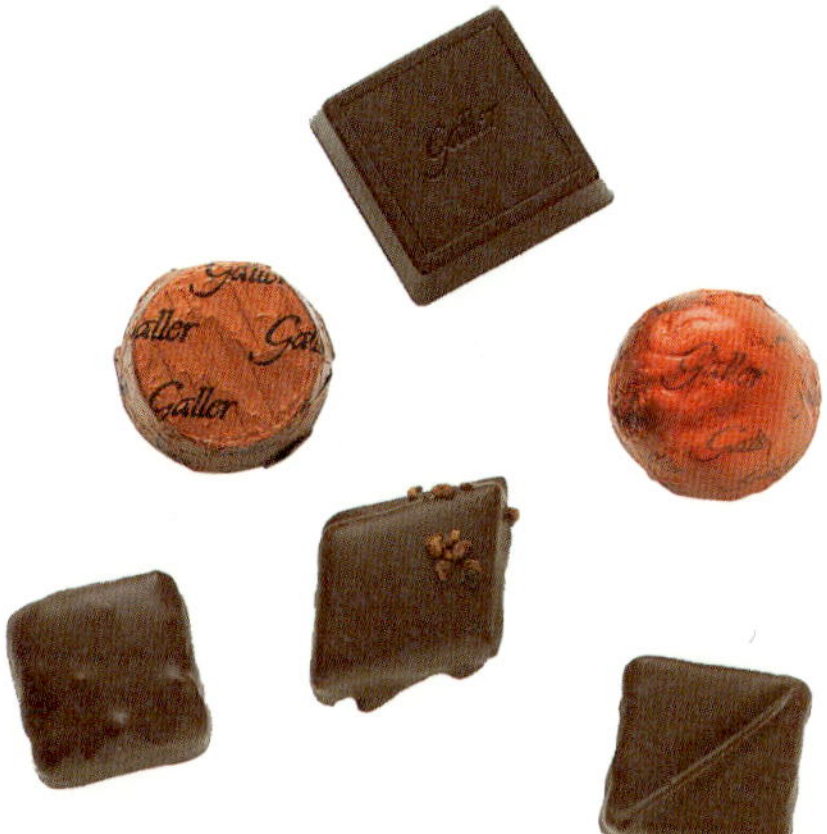

ごほうびチョコレート

プラリネアソート各種／（3個入り）630円
プラリネ／1個137円～

ダイエットチョコレート

1 ①板チョコ72%（72%CACAO BAR）／②カカオ分72%／④100g／⑤1470円
2 ①板チョコ85%（85%CACAO BAR）／②カカオ分85%／④100g／⑤1575円

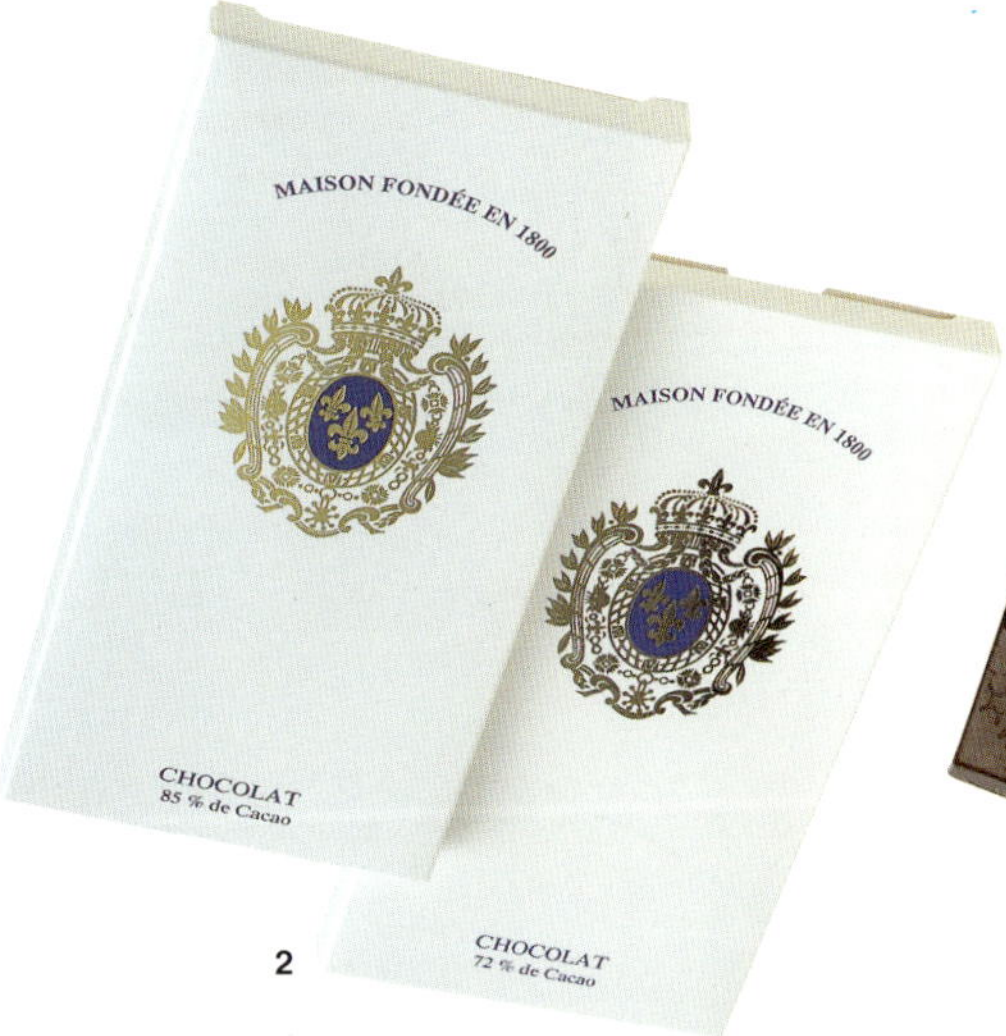

1

2

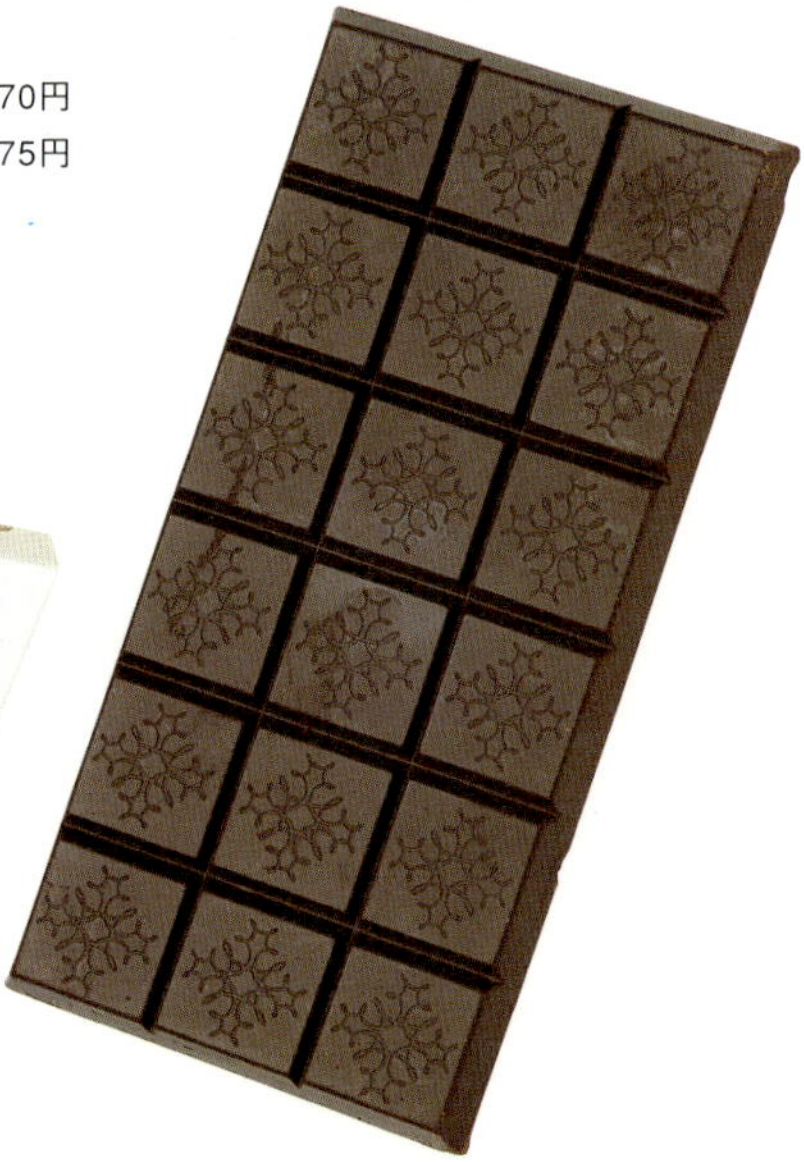

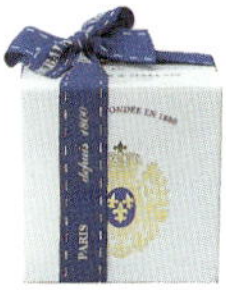

DEBAUVE & GALLAIS

ドゥボーヴ・エ・ガレ

住所：東京都港区麻布台3-1-7
レストランキャンティ飯倉本店
電話：03-3583-0145
その他の店舗：丸ビル店、銀座松屋店

1800年創業という、フランス最古のショコラトリー。ドゥボーヴ氏は、ルイ16世の薬剤師だっただけあって、薬効のあるカカオ成分のパーセンテージの高いチョコレートを、しっかりと作り続けている。季節により、人気のボンボンも入荷。歴史を感じさせる優美な化粧箱も、日本で手にできるよう、期待したい。

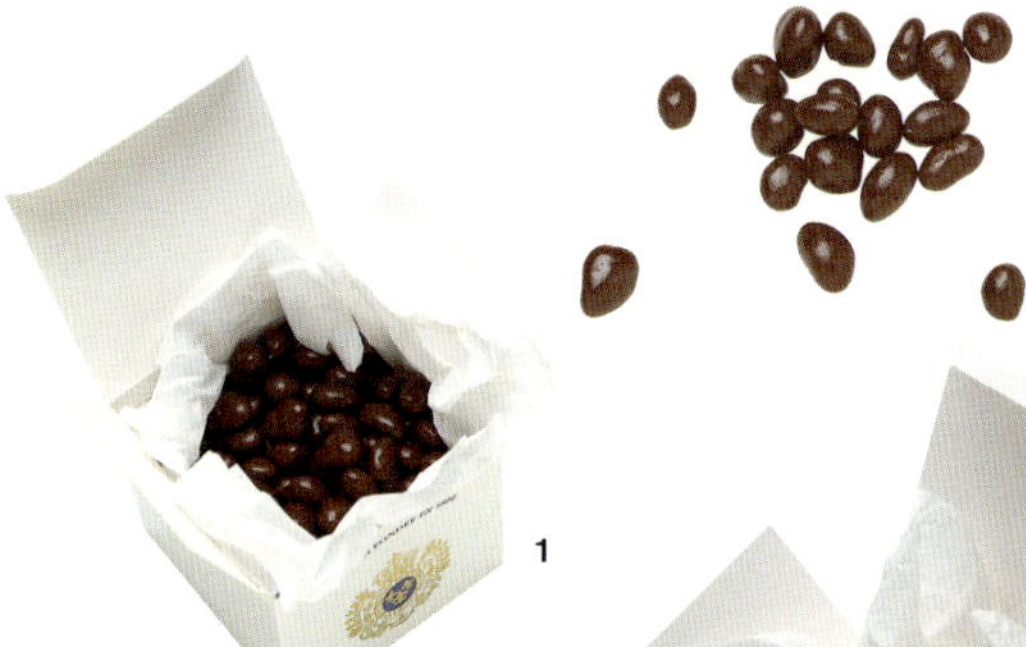

1

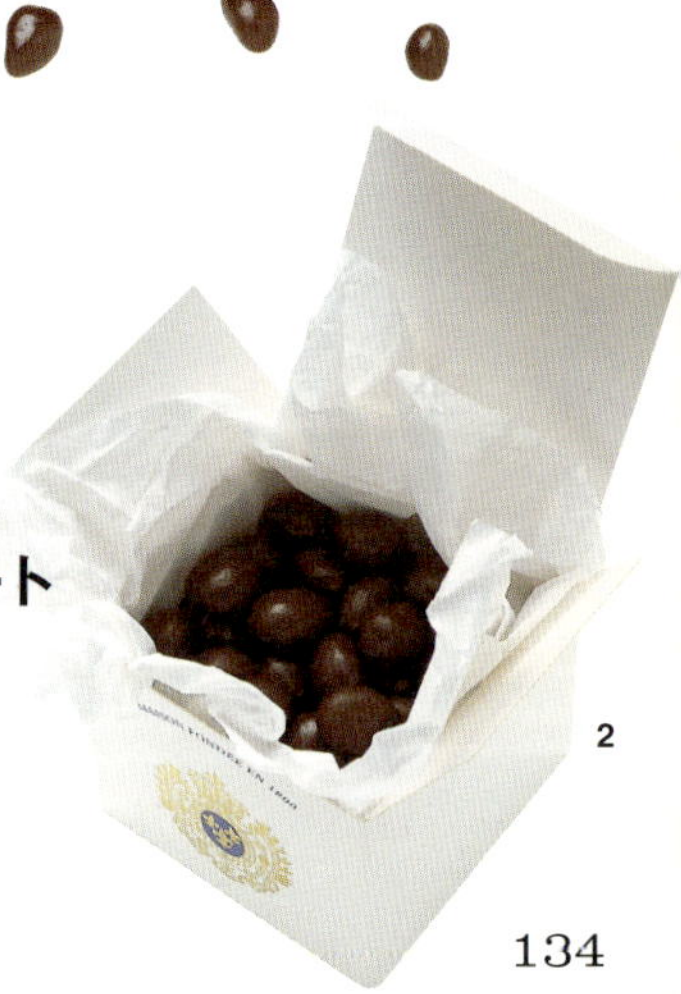

2

ごほうびチョコレート

1 ジェム ド フェーヴ／2730円
2 グラン アラビカ／2730円

（※価格はユーロのレートによって
変動する場合もあり。）